DR. AND

VICTORIA
—— SOBRE ——
LA ANSIEDAD

TOME EL CONTROL DE SUS PENSAMIENTOS ANSIOSOS

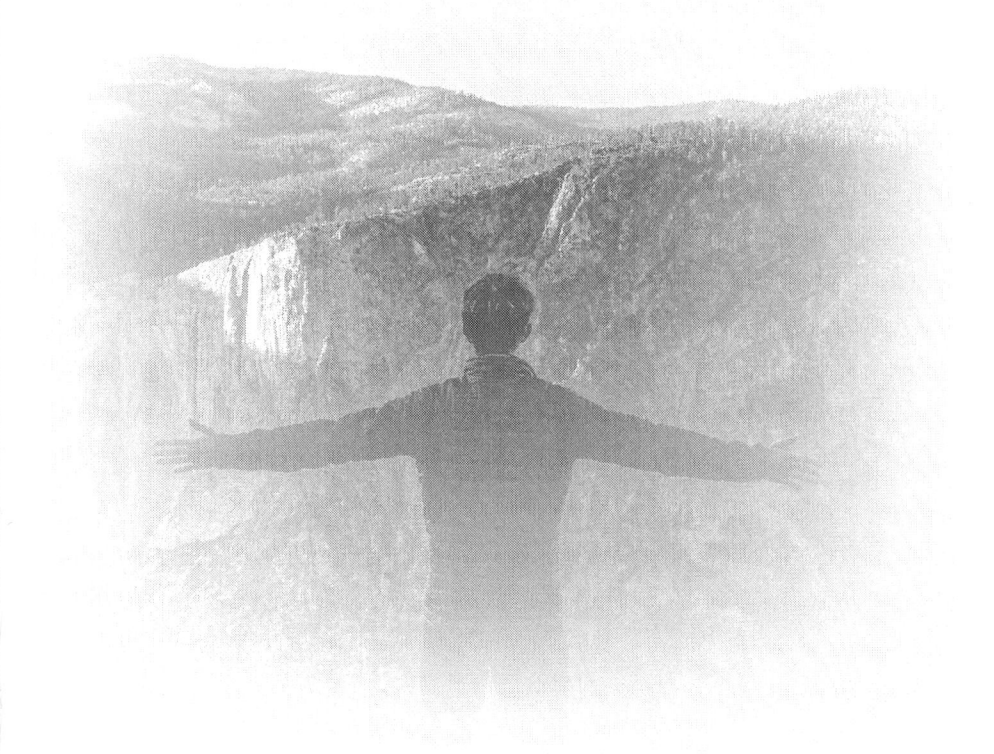

Título de la edición original:
Victory Over Anxiety:
Take Your Anxious Thoughts Captive
Por: Dra. Andrea Ganahl

Copyright© 2021 por Dra. Andrea Ganahl. Derechos reservados.
Copyright© 2023 De la traducción, Alicia Ornelas.

Ninguna parte de esta publicación puede reproducirse, almacenarse en un sistema de recuperación, ni transmitirse de cualquier manera, ya sea electrónica, mecánica o fotocopia, ni grabarse de ninguna otra forma, sin permiso previo por escrito del propietario de los derechos de autor, excepto lo previsto por las leyes de derechos de autor de Estados Unidos.

Todas las referencias bíblicas se han tomado de la Santa Biblia, Nueva Versión Internacional®, NVI®, a menos que se indique lo contrario. Derechos Reservados© 1973, 1978, 1984, 2011 por la Cía. Bíblica™, usado con permiso de Zondervan. Todos los derechos reservados alrededor del mundo. www.zondervan.com. La NIV y la Nueva Versión Internacional son marcas registradas en la oficina de patentes de los Estados Unidos, por la Cía. Bíblica™.

Las referencias bíblicas que se indican con las siglas (NLT) se tomaron de la Santa Biblia, nueva traducción viviente, copyright© 1996, 2004, 2015, por la Fundación Tyndale, usado con permiso de Publicaciones Tyndale, Carol Stream, Illinois, 60188. Todos los derechos reservados.

Las referencias bíblicas que se indican con las siglas (ESV) se tomaron de Santa Biblia ESV® (Santa Biblia, versión estándar en inglés®), derechos reservados© 2001, por Crossway, un ministerio de publicaciones de Editores de Buenas Nuevas. Usado con permiso. Todos los Derechos Reservados.

Los diagramas y la foto de la contraportada, por Kayla Petrosky.

Primera impresión publicada por:
Andrea Ganahl
AndreaGanahl@AndreaGanahl.com

Testimonios

Todos hemos experimentado o tenemos a algún ser amado que está siendo afectado por los debilitantes efectos de la ansiedad. La ansiedad puede paralizar a una persona, un matrimonio, una familia y una carrera. La habilidad de la Dra. Ganahl para escribir desde un nivel personal vulnerable, pero con un elevado nivel de profesionalismo clínico y practicidad bíblica, características que hacen de este texto una lectura imperdible, en particular para todos aquellos que quieren información o ayuda. En estas páginas se encuentran grandes soluciones, por lo que es altamente recomendable.

— John Townsend, Ph.D., psicólogo, autor y escritor prominente en el periódico *The New York Times*, es también fundador del Instituto Townsend y del Grupo de Liderazgo Townsend.

La ansiedad severa es una experiencia física y emocional dolorosa a la que hay que superar. Encontrar un consejo directo y práctico es una necesidad para quienes la están sufriendo. En el libro *Victoria sobre la ansiedad*, Andrea presenta pasos claros para cubrir cada área que es necesaria para crecer y sobreponerse a la ansiedad. *Victoria sobre la ansiedad* es un gran recurso que muchos de los que sufren ansiedad apreciarán profundamente. Su enfoque personal y jocoso es también curativo.

— Robyn L. Bettenhausen Geis, PsyD, psicólogo y autor del libro *El cerebro relacional: un camino para sanar las relaciones rotas* y *Consejería y salud mental en la iglesia: el papel de los pastores y el ministerio*.

Si quiere entender cómo disminuir su ansiedad o tiene algún ser querido que sufre preocupación excesiva, este libro es la respuesta a sus oraciones. La Dra. Ganahl lo ayudará para que entienda cómo su cerebro, cuerpo y pensamientos de vida pueden ser desafiados y cambiados, y así transformarse en una persona más tranquila. Aprenderá cómo renovar su mente, cambiar sus patrones de pensamiento, desafiar las suposiciones inadecuadas y reformular sus reacciones ante el estrés. Ella también aborda el tema de patrones del sueño, elementos de nutrición y la necesidad de guía divina. *Victoria sobre la ansiedad* presenta un enfoque de amplio espectro para disminuir su ansiedad. Agradezco a Dios por su enfoque comprensible y sin prejuicios, así como su sabiduría bíblica".

— Nancy C. Anderson, mentora matrimonial y autora del libro *Evite el síndrome del pasto más verde*.

He conocido a la Dra. Ganahl por más de quince años. No me sorprende que presente este tema de la ansiedad de una forma extraordinaria. Ella responde a esta epidemia que se ha llevado parte importante de la población, de nuestros jóvenes y adultos, proporcionando ejercicios prácticos para reducir la ansiedad. *Victoria sobre la ansiedad* es una guía de soluciones fácil de seguir. El amor con el que Andrea escribe a quienes sufren de ansiedad, así como el conocimiento profesional que se apoya en la palabra de Dios, hacen de este libro una herramienta excepcional.

— Francisco Alonso, pastor principal en la Misión El Camino en Costa Mesa, California.

Increíblemente esclarecedor y práctico. La información y los recursos que la Dra. Ganahl proporciona aligerarán su carga y proporcionarán una vía para reducir la ansiedad. Si alguna vez se ha sentido atrapado por pensamientos ansiosos (como yo), sinceramente lo animo para que lea *Victoria sobre la ansiedad*.

— Doug Brown, cofundador de la Fundación sin fines de lucro Uniquely Knitted (Tejido de manera única).

La Dra. Andrea Ganahl aborda el tema complejo y, a menudo lleno de vergüenza, de la ansiedad, y comparte herramientas prácticas y digeribles que proporcionan un sentido de esperanza y normalidad. Ella no habla con altanería y no deshonra su experiencia o la legitimidad de su lucha. La forma en la que comunica su propia vulnerabilidad hace sentir que ella va al lado del lector y van juntos en el proceso. Andrea le enseñará como adaptarse de manera proactiva a sus rutinas diarias para conquistar la ansiedad, provocando circunstancias que se presentarán de manera inevitable.

– Desiree Elrod, consejera del Ministerio de Oración en la iglesia El Calvario, Santa Ana.

DEDICATORIA

*A mi padre,
John Francis Drew,
quien me enseñó a ser generosa
y a trabajar duro.
Pero lo más importante, me enseñó
cómo es la verdadera redención.
Te extraño mucho, me duele.*

Contenido

Sección I: Introducción 1

   Capítulo 1. ¿Qué es la ansiedad y cuáles son sus causas? 5

   Capítulo 2. Principales funciones cerebrales, con relación a la ansiedad ... 19

   Capítulo 3. Hay esperanza: el cableado y recableado de nuestros cerebros 31

Sección II: ¿Cómo controlar sus pensamientos ansiosos? 36

   Capítulo 4. Tres pasos para cambiar la manera en que pensamos ... 39

      Paso uno: controlar 44

      Paso dos: evaluar 51

      Paso tres: renovar 54

   Capítulo 5. ¿Por qué pensamos así? 56

      Principales creencias 57

   Capítulo 6. Determinar nuestras creencias principales 63

      Técnica de flecha vertical 67

      Ventajas y desventajas de las creencias principales 68

      Análisis de los efectos de una creencia principal 69

   Capítulo 7. Memorias 73

      Memoria implícita vs. memoria explícita 77

   Capítulo 8. Otras técnicas cognitivo-conductuales 82

      Enfrentar nuestras ansiedades 83

El reencuadre 86

Detener los pensamientos 88

Acertijos 90

Tiempo de preocupación 90

Diario de gratitud 91

Capítulo 9. Maneras de recablear nuestros cerebros 94

Compartir Nuestras Historias 95

Crear experiencias positivas... 100

Sección III: Técnicas de relajación: el inicio para disminuir la ansiedad 104

Capítulo 10. Meditar en la palabra de Dios 105

Capítulo 11. Conciencia plena.. 111

Capítulo 12. Otros ejercicios de relajación 118

Respiración profunda 119

Relajación muscular progresiva 122

Acceder a recuerdos positivos.. 124

Sección IV: Modificaciones al estilo de vida para reducir la ansiedad 127

Capítulo 13. Ejercicio físico 128

Capítulo 14. Salud mental y nutrición 134

Capítulo 15. Sueño.. 145

Capítulo 16. Estableciendo nuevos hábitos.. 154

Capítulo 17. ¿Qué dice Dios sobre la ansiedad? 159

Sección I:
Introducción

"¿Quién de ustedes, por mucho que se preocupe (dijo Jesús), puede añadir una sola hora al curso de su vida?"
— Mateo, 6. 27

Son las dos de la mañana. Mi corazón está acelerado, estoy batallando para respirar. Estoy en cama, despierta, pensando en mi matrimonio. "¿Y si no superamos nuestra reciente dificultad?". Acerca de mis hijos. "¿Y si no atraviesan con éxito la adolescencia? ¿Y si no he sido una madre suficientemente buena? ¿Y si vive mucho tiempo con demencia?". ¿Y si? ¿Y si? ¿Y si? Pienso en la salud de mi padre. "¿Y si muere pronto?". Eso me hace recordar a mi querida amiga que padece cáncer. "Dios, ¿por qué permites circunstancias tan difíciles?". Eso me lleva a pensar en otras condiciones horribles. "¿Qué de todos esos niños que están muriendo de hambre alrededor del mundo?". Me doy cuenta de que tengo hambre y pienso, "¿y si tenemos un desastre natural y no estoy lo suficientemente preparada y todos morimos de hambre o de sed?". Los pensamientos ansiosos continúan toda la noche.

— ¿Por qué no puedo quedarme dormida? ¿Por qué no puedo dejar de torturarme con estos pensamientos terribles? Señor, ayúdame. Por favor, llévate esos pensamientos de mi mente.

— Querida hija, debes someter tus pensamientos y hacerlos que me obedezcan.

— Señor, yo sé eso, pero parece que no puedo hacerlo.

He experimentado ansiedad gran parte de mi vida. Durante las noches sin sueño, me di cuenta de que tenía que encontrar cómo vencer mis pensamientos ansiosos para tener una vida más llena de paz. Para reducir mi ansiedad, empecé a estudiar, investigar y orar respecto a cómo vencer mis pensamientos ansiosos y renovar mi mente. Con una gran cantidad de trabajo intenso a través de la oración, meditación en la palabra de Dios, y a través del contacto con mujeres de Dios apliqué lo que estaba descubriendo y aprendí cómo reducir mi ansiedad de manera muy significativa. Me gustaría decir que estoy libre de ansiedad, pero, seamos honestos, no hay cura para la ansiedad. Es parte de nuestra condición humana o mi preocupación cambió el resultado. Sin embargo, podemos aprender a gestionar la ansiedad y vivir una vida victoriosa y llena de paz.

La ansiedad es desgastante y en la mayoría de los casos, absolutamente innecesaria. Probablemente, nunca ha pensado, "vamos, estoy contento de que me preocupé por eso por tanto tiempo". ¿Cuántas veces se ha preocupado por algo que podría pasar? Y nunca sucedió. Y por esas veces que ese mal sucedió, ¿la preocupación anticipada hizo alguna diferencia? Probablemente no. John Kavanaugh escribió en su libro *La palabra comprometida: meditación en las Escrituras dominicales* (*The word engaged: meditation on the Sunday Scriptures*) que "si pudiéramos contar los temores, tanto los pequeños como los grandes que alguna vez nos embargaron, y entonces, gracias a Dios, por cada resultado atemorizante que nunca se materializó lograríamos una gratitud sin fin".[1]

Nosotros no debemos ser cautivados por nuestros pensamientos. En lugar de eso, los debemos vencer, ésa es la llave para reducir la ansiedad. "Destruimos argumentos y toda altivez que se levanta contra el conocimiento de Dios, y llevamos cautivo todo pensamiento para que se someta a Cristo" (2 Corintios, 10. 5).

Las palabras "llevar cautivo todo pensamiento" describen una acción que hacemos continuamente. No se trata de una acción de una sola vez o de vez en cuando. Continuamente sometemos nuestros pensamientos.

Oro para que reciba una gran cantidad de ánimo a través de este libro y que aplique algunas de las ideas y ejercicios que se presentan, se ha comprobado que

---

1 Kavanaugh, John, *La palabra comprometida: meditación en las Escrituras dominicales*, Maryknoll, N.Y., Orbis Books, 1997, 110 pp.

cada uno reduce la ansiedad. No podemos sentarnos y esperar para que ocurra un cambio. Debemos hacer el trabajo para cambiar nuestra forma de pensar. Dios nos ha bendecido con una mente fantástica, la que nos permite pensar y elegir. La cantidad de posibles decisiones que podemos tomar es infinita.

De manera muy importante, debemos elegir qué pensamientos permitimos permanezcan en nuestras mentes. Tenemos opción. Podemos llevar nuestros pensamientos cautivos y que obedezcan a Cristo, o podemos dejar que nuestros pensamientos nos sometan e inhabiliten a través de la ansiedad. Así que, si estás listo para aprender cómo llevar tus pensamientos ansiosos cautivos y permitirle a Dios que sane tu mente y corazón, empecemos.

Cómo usar mejor este libro

Victoria sobre la ansiedad se divide en cuatro partes. La primera proporciona información general acerca de la ansiedad. Esta información le enseñará qué es la ansiedad, las causas y los diferentes tipos de desórdenes de ansiedad. Aprenderá cómo funciona el cerebro cuando se experimenta ansiedad y cómo podemos renovar nuestros cerebros para reducirla.

La sección dos trata de las técnicas cognitivas que podemos usar para disminuir la ansiedad. Discutiré la importancia de someter, evaluar y renovar nuestras mentes. Compartiré dónde se origina la ansiedad y la forma de cambiar nuestro sistema de creencias, tanto como nuestra mente subconsciente.

En la sección tres revisaremos técnicas de relajación. Los ejercicios de relajación representan un aspecto esencial para reducir la ansiedad. Menciono en varias ocasiones en la sección dos que se consulte la sección tres si experimenta ansiedad significativa mientras practica las diferentes técnicas cognitivas. La relajación es el principio para reducir la ansiedad. Decidí colocar esta sección después de los capítulos sobre las técnicas cognitivas porque he descubierto que mucha gente quiere ir primero a la sustancia del material. La "carne" se encuentra en la sección dos, pero algunas personas tienen dificultad en completar los ejercicios cognitivos sin implementar los ejercicios de relajación. Por lo tanto, si se le complica atravesar las técnicas cognitivas, vaya a la sección tres. Después de que haya realizado algunos ejercicios de relajación de manera exitosa, puede volver a la sección dos. Las técnicas cognitivas pueden generar sentimientos de ansiedad, mientras que las técnicas de relajación disminuyen de manera significativa los síntomas físicos.

La parte cuatro se trata de modificaciones al estilo de vida que pueden reducir la ansiedad. En estos capítulos, se abordan ejercicios físicos, nutrición y patrones de sueño, ya que se relaciona con la ansiedad. Incluyo también un apartado respecto a la implementación de nuevos hábitos. No los omita. Encontrará información valiosa que necesita conocer para reducir la ansiedad.

Finalmente, tengo un apartado acerca de lo que dice Dios con respecto a la ansiedad. Encontrará ánimo en estas páginas, no condena. Escuchará a hombres y mujeres de Dios en las Escrituras que experimentaron ansiedad.

Capítulo 1.
¿Qué es la ansiedad y cuáles son sus causas?

La preocupación es como una mecedora; te proporciona algo que hacer, pero no te lleva a ningún lado.
— Erma Bombeck

Es un hermoso día de primavera. Estoy de pie afuera, mirando el magnífico bosque en Mount Hermon, California. Estoy realmente nerviosa. Siento náuseas. Estoy pensando, "por favor, no vomites". Mis piernas se sienten débiles, Mis manos están húmedas. Mi respiración es breve y mi corazón está acelerado. Siento tensión en toda mi espalda y cuello. Estoy sudando como si la temperatura estuviera a 33º C. Cuestiono mi estado mental. ¿Qué está sucediendo?

Experimentamos ansiedad por tres razones:

1. Nos encontramos en un peligro real: un carro está invadiendo nuestro carril.
2. Tenemos que resolver un problema: estoy ansioso por un próximo examen, así que necesito estudiar.
3. Tenemos pensamientos erróneos: creemos algo sin evidencia para respaldarlo.

Los pensamientos distorsionados son la razón más común por la que experimentamos ansiedad. Por lo tanto, nuestro pensamiento de vida será nuestro enfoque durante nuestro tiempo juntos.

Primero necesitamos definir lo qué es la ansiedad: "Una emoción desafiante que se define como temor o nerviosismo por lo que podría suceder (énfasis añadido)"[2], y por lo general, los pensamientos de ansiedad inician con la frase "qué tal si". Mucha gente con pensamientos de ansiedad también tiene imágenes vívidas que los apoyan. Todos experimentamos ansiedad y temor.

El temor es "un sentimiento desagradable, muy fuerte, causado por la conciencia del peligro o la espera de que algo terrible sucederá"[3]. El temor se asocia con una amenaza clara, actual e identificable. La principal diferencia entre el temor y la ansiedad es que el primero incluye cierta conciencia del peligro. Cuando hablo del temor, la preocupación o la ansiedad, me refiero a los "qué tal si" con los que batallamos. No hablo del temor que experimentamos cuando nos encontramos en un peligro real o necesitamos solucionar un problema. Necesitamos estar conscientes de cualquier peligro *real* para sobrevivir. La mayoría de los asuntos con los que luchamos, con respecto a la ansiedad, se refiere a un peligro que se percibe de manera errónea o temores acerca del futuro, pero no a situaciones reales que amenazan la vida.

Por ejemplo, el temor que experimentamos cuando se aproxima un rottweiler, gruñendo y enseñando sus dientes, es saludable y real. Un pensamiento que dispara esta clase de temor debería ser: "Este perro es agresivo y me podría morder". Este pensamiento es apropiado y puede ayudarnos a evitar una mordida. Sin embargo, si un chihuahua moviendo su cola se aproxima con su dueño sosteniendo su correa y sentimos temor intenso, entonces nuestro proceso del pensamiento está fuera de lugar. Es posible que esté pensando, "¿a quién le importa si es un temor irracional? Preferiría estar seguro a lamentar". El problema es que cuando experimentamos un temor irracional tenemos la misma respuesta física como si estuviéramos en un peligro real. Nuestros cuerpos entran en el modo de lucha-huida-paralización, de cualquier manera.

Dicha conducta también es conocida como la respuesta del estrés y es una reacción física automática que se activa cuando nuestra mente percibe una situación peligrosa.

---

2   Enciclopedia Británica, (s.f). Ansiedad. En *Diccionario británico*, de https://www.learnersdictionar-com/definition/anxiety

3   *Ibid*. Temor. https://www.britannica.com/dictionary/fear

Una situación donde es posible que se requiera pelear sería si alguien me agarrara e intentara empujarme a un carro. Yo pelearía para liberarme. Sin embargo, si estuviera en casa y ocurriera un terremoto, correría para protegerme. La respuesta de paralización podría suceder si viera una serpiente de cascabel y no quisiera prestar atención a mí misma. Estas circunstancias pueden ocasionar que nuestros cuerpos reaccionen físicamente sin ningún esfuerzo consciente. Durante una respuesta pelear-huir-paralizarse, algunos de los síntomas físicos son el incremento de los latidos del corazón, las manos sudorosas, la respiración rápida y corta, la tensión muscular y la náusea. ¿Le resultan familiares estos síntomas con respecto a cómo se siente cuando está ansioso?

Si estamos preocupados por algo que "podría suceder" o algo que "está pasando", pero no es una amenaza a la vida, de cualquier manera, experimentaríamos una respuesta de lucha-huida-paralización. Nuestros cuerpos no pueden distinguir la diferencia entre los riesgos del peligro real y el imaginario. Las respuestas repetidas a amenazas que nos son peligrosas pasarán factura a nuestros cuerpos y mentes.

Durante mi ataque de ansiedad en Monte Hermon, experimenté un alto grado de ansiedad por lo que "podría suceder". No me encontraba en una situación que amenazara mi vida. Estaba intentando trabajar mi fobia a las alturas, así que estaba en una tirolesa.

Para tranquilizarme, respiré profundo. Intenté hacer relajación muscular y me recordé a mí misma versículos de la Biblia que había planeado repetir en mi mente. La memorización que me ayudó con mis pensamientos de ansiedad fue: "Así que no temas, porque yo estoy contigo; no te angusties, porque yo soy tu Dios. Te fortaleceré y te ayudaré; te sostendré con mi diestra victoriosa". (Isaías, 41. 10). Y "porque yo sé muy bien los planes que tengo para ustedes —afirma el Señor—, planes de bienestar y no de calamidad, a fin de darles un futuro y una esperanza". (Jeremías, 29. 11).

También les informé a los guías de la tirolesa, en caso de que vomitara o me desmayara. Gracias a Dios, no sucedió ninguno de los dos eventos. Los jóvenes eran compasivos y agradables, lo que me ayudó en gran manera.

La primera tirolesa fue la más fácil. Mientras continuábamos, los paseos se hacían más altos y prolongados. Estoy feliz de que lo logré. Es probable que haya gritado todo el tiempo y abrazado cada árbol que alcanzaba, pero lo logré. Quiero ser honesta, no lo disfruté, ni lo haré de nuevo, pero me encanta que logré la meta. El miedo a las alturas no se ha ido, pero cada vez sufriré menos ansiedad. Así que expongo mi temor, a un cuerpo y mente más relajados. Trabajar en mi temor a las alturas, me beneficiará cuando esté en un teleférico o telesquí, o cuando vea por mi ventana una gran altura.

Existen muchos niveles de ansiedad. Algunos están a un nivel en el que se consideran un desorden. No permita que eso lo asuste. El que experimente ansiedad no significa que tiene un desorden de ansiedad diagnosticable. Aunque esto fuera así, no hay razón para sentirse apenado. Como verá, la ansiedad es un problema común en nuestro bienestar mental. Todos experimentamos ansiedad en ocasiones, y para algunos de nosotros, la mayor parte del tiempo.

Cuarenta millones de estadounidenses sufren de desorden de ansiedad. Las mujeres están doblemente propensas a experimentarla, con respecto de los hombres. Desafortunadamente, sólo una de cada tres personas que experimenta este padecimiento pide ayuda. De igual manera, existe una fuerte evidencia de que quienes sufren ansiedad están en mayor riesgo de desarrollar diferentes condiciones crónicas de salud.[4]

El Manual para el Diagnóstico y Estadística de Desorden Mental V (*DSM-5*) es un manual que los profesionales de salud mental utilizan para determinar si una persona reúne los criterios para ser diagnosticado con desorden mental. El *DSM-5* abarca todas las categorías de enfermedades mentales para niños y adultos. Hay muchos desórdenes de ansiedad. Sólo un profesional puede evaluar a la persona y determinar el diagnóstico adecuado.

---

4 P. Egen, Sean. *(10 de enero de 2015). 8 datos sobre la ansiedad y los trastornos de ansiedad.* Elementos de salud conductual, creando vidas extraordinarias. Recuperado de https://www.elementsbehavioralhealth.com/mental-health/8-fact-anxiety-anxiety-disorders

Fobia específica

Una fobia específica es el desorden de ansiedad más común, afecta a diecinueve millones de norteamericanos. Las personas que sufren de una fobia específica son diagnosticadas con temor a determinado objeto o situación, tales como viajar en avión, temor a las alturas, animales específicos, espacios cerrados, ver sangre. La situación u objeto que genera la fobia provoca ansiedad inmediata. Las mujeres son dos veces más proclives a sufrir fobias que los hombres. Los síntomas típicos inician en la niñez.[5]

Trastorno de ansiedad social

El trastorno de ansiedad social (TAS) es el segundo tipo más común y se caracteriza por un "temor evidente de ser expuesto al posible escrutinio de otros en situaciones sociales"[6]. Las personas que sufren de TAS (SAD, por sus siglas en inglés) experimentan suficiente ansiedad para evitar la mayoría de las situaciones sociales o las resisten con temor intenso.

El TAS afecta aproximadamente a quince millones de adultos en los Estados Unidos. Afecta por igual a hombres y mujeres. A menudo, el trastorno de ansiedad social inicia alrededor de los trece años de edad.[7]

Trastorno de ansiedad generalizada

El trastorno de ansiedad generalizada (TAG) es también común, ya que afecta a 6.8 millones de adultos en los EUA.[8] El TAG (GAD, por sus siglas en inglés) es tal y como suena, ansiedad generalizada de manera excesiva. La mayoría de los que se preocupan experimentan ansiedad por alrededor de una hora al día, entre tanto que una persona que padece TAG sufre por cerca de cinco horas al día.[9] La

---

5 (s.f). *Trastornos de ansiedad, hechos y estadísticas.* Asociación Estadounidense de Ansiedad y Depresión. Recuperado de https://adaa.org/about-adaa/press-room/facts-statistics.

6 Asociación Psiquiátrica Estadounidense. *Referencia de escritorio sobre los criterios de diagnóstico del DSM-5.* Asociación Psiquiátrica Estadounidense, Arlington, 2013.

7 *Trastornos de ansiedad, hechos y estadísticas. Op. cit.*

8 *Ibid.*

9 P. Egen, Sean. *Op. cit.*

preocupación se asocia con al menos tres de los siguientes síntomas: inquietud, se fatiga con facilidad, dificultad para concentrarse, irritabilidad, tensión muscular y alteración del sueño. Debe haber una angustia clínica significativa mínimo por seis meses, para cumplir los criterios de este diagnóstico.[10] Las mujeres están doblemente propensas, más que los hombres, a sufrir este desorden. La depresión mayor a menudo coexiste con TAG. Desafortunadamente, sólo el 43.2% de las personas que sufren de TAG buscan un tratamiento.[11]

Trastorno de pánico

Otra forma de ansiedad es el trastorno de pánico, el cual consiste en ataques de pánico recurrentes e inesperados. El temor intenso se incrementa al máximo en cuestión de minutos, con síntomas físicos tales como palpitación del corazón, sudoración, temblor, náusea y dolor del pecho.[12]

Las personas que lo experimentan sufren de ansiedad de manera significativa, debido al temor de padecer otro ataque. Dicho trastorno afecta a seis millones de adultos. Las mujeres están doblemente propensas a recibir este diagnóstico.[13]

Trastorno obsesivo-compulsivo

El trastorno obsesivo-compulsivo (TOC) se caracteriza por la presencia de obsesiones (pensamientos recurrentes y persistentes) y/o compulsiones (conductas repetitivas) que pueden durar más de una hora al día o causar malestar o deterioro clínicamente significativo.[14] El TOC (OCD, por sus siglas en inglés) afecta a un porcentaje de la población de los Estados Unidos. El TOC se diagnostica por igual entre hombres y mujeres. Uno de cada tres adultos experimentó estos síntomas en la niñez.[15] El TOC no forma parte de la lista de desórdenes de ansiedad en el DSM-5,

---

10 Asociación Psiquiátrica Estadounidense. *Op.cit.*
11 *Trastornos de ansiedad, hechos y estadísticas. Op. cit.*
12 *Ibid.*.
13 P. Egen, Sean. *Op. cit.*
14 Asociación Psiquiátrica Estadounidense. *Op.cit.*
15 *Trastornos de ansiedad, hechos y estadísticas. Op. cit.*

debido a que se considera un desorden por sí mismo. De igual manera, el desorden de estrés postraumático (DEP) no se considera un trastorno de ansiedad, sino un trastorno relacionado con el trauma y el estrés.

Trastorno de estrés postraumático

El trastorno de estrés postraumático (TEP) es la respuesta a un evento traumático significativo que se asocia con recuerdos y sueños intrusivos, evasión de los recuerdos externos del suceso, alteraciones negativas en las cogniciones y estados de ánimo con respecto al trauma, y un cambio marcado en la excitación emocional y la reactividad. Los síntomas se presentan por lo menos un mes después de que sucedió el trauma.[16] La mayoría de las personas que experimentan trauma severo no desarrollan TEP (PTSD, por sus siglas en inglés). El TEP afecta a 7.7 millones de adultos en EUA.[17]

Es posible que no tenga un diagnóstico de trastorno de ansiedad, a pesar de que luche con la preocupación diariamente. Es la preocupación cotidiana la que pasa factura a nuestras mentes y cuerpos. Generalmente, nos enfocamos en el peor escenario. Aun si algo bueno sucediera, podríamos decir "eso es genial, pero ¿qué tal si...?".

Trabajé con una mujer, y sin importar que tan bien fueran las cosas, ella decía, "pero las cosas podrían cambiar en cualquier momento". Los "¿qué tal si?" la perseguían tanto que no podía disfrutar nada positivo. Los que se preocupan temen que, si aceptan lo bueno, podrían decepcionarse. Ellos necesitan estar preparados para lo peor. Eso no es vida.

Entonces, ¿qué hacemos? Aprendemos a dominar nuestros pensamientos ansiosos. Los evaluamos para determinar si son saludables, en tal caso los renovamos y nos enfocamos en pensamientos más sanos y precisos. No me refiero a un montón de tonterías para sentirse bien o el poder de pensamiento positivo, estoy hablando de renovar nuestras mentes para una vida mental más saludable.

---

[16] Asociación Psiquiátrica Estadounidense. *Op.cit.*

[17] *Trastornos de ansiedad, hechos y estadísticas. Op. cit.*

Causas de la ansiedad

Las causas de la ansiedad, como muchos otros problemas de salud mental, no se entienden a cabalidad. Un evento traumático o incluso levemente estresante puede disparar la ansiedad. Un evento desencadenante para una persona, puede no serlo para otra. A continuación, se presentan algunos de los factores de riesgo para la ansiedad:

- Trauma
- Experiencias adversas en la niñez.
- Estrés generado por una enfermedad y construcción de estrés.
- Personalidad.
- Otros problemas de salud mental (tales como depresión).
- Drogas y medicamentos (uso, abuso o abstinencia).
- Genética.
- Ansiedad aprendida.
- Modo de pensar.

Veamos a continuación estos factores de riesgo.

Trauma

El trauma no es sólo una causa común que genera ansiedad, sino un factor multifacético. El trauma es una respuesta emocional a un evento desafiante como la guerra, un accidente, rapto o desastre natural. Un individuo puede experimentar trauma como respuesta a cualquier evento que consideren física o emocionalmente amenazante o dañino.[18] Un evento no tiene que ser catastrófico para ser traumático. La persona que ha pasado por un evento traumático puede sentirse abrumada, indefensa, conmocionada, asustada o triste. Si los síntomas persisten, es posible que se desarrolle el síndrome de estrés postraumático. (SEP).

Es esencial que se entienda que la mayoría de las personas que experimentan un evento traumático, incluso uno catastrófico, no desarrollan el SEP (PTSD, por sus siglas en ingles). Los estudios han mostrado por qué algunas personas

---

[18] Leonard, Jayne. *¿Qué es el trauma? Qué debemos saber.* Noticias Médicas de Hoy. Recuperado de https://www.medicalnewstoday.com/articles/trauma#definition

que sufren el mismo evento, como un desastre natural o un ataque terrorista, como el 9/11, no desarrollaron el SEP, mientras que otras sí. Los estudios revelaron que para quienes participaron en los siguientes eventos el sufrimiento no fue de largo plazo.

- Contacto permanente y apoyo de personas importantes en sus vidas.
- Revelar el trauma a las personas que se aman.
- Identificarse como sobreviviente en lugar de victimizarse.
- Usar las emociones positivas y la risa.
- Encontrar significado a la vida, posterior al trauma.
- Ayudar a otros en su proceso de sanidad.
- La convicción de que podían gestionar y enfrentar sus emociones.[19]

Existen otros muchos factores que influyen para que una persona desarrolle el SEP. El trauma es un asunto muy complejo.

Experiencias desfavorables en la niñez

Las experiencias desfavorables en la niñez (EDN) son eventos traumáticos que tuvieron lugar en la niñez. Las EDN (ACE, por sus siglas en inglés) pueden resultar en respuestas traumáticas y de estrés crónico. Mientras más elevado sea el nivel de EDN en cualquier persona, serán más vulnerables a los problemas de salud mental y física en la edad adulta. Las diez EDN ampliamente reconocidas son: abuso físico, abuso verbal, negligencia emocional, negligencia física, cuidadores con problemas de alcohol o drogas, cuidadores con problemas de salud mental, violencia doméstica, cuidadores que han estado en prisión, padres que se han separado o divorciado. Por supuesto que existen muchas otras EDN que pueden lastimar a un niño. El 61 por ciento de los adultos que se entrevistaron han experimentado al menos un tipo de EDN y casi uno de cada seis señaló cuatro o más de dichas experiencias.

Estrés por enfermedad y acumulación de estrés

El estrés por enfermedad, tanto como la acumulación de estrés, pueden crear ansiedad. Cada vez que estamos abrumados por el estrés somos vulnerables a

---

19   *Ibid.*

problemas de salud mental. Piense que su capacidad emocional es como una corriente. El agua —en este caso, el estrés cotidiano— fluye de manera tranquila por la corriente. Sin embargo, si una tormenta masiva inunda la corriente, la corriente se desbordará de su curso típico y causará estragos en los alrededores. Demasiada agua a la vez desbordará la corriente. De igual manera, demasiado estrés desbordará nuestra capacidad de respuesta saludable.

Personalidad

Ciertos rasgos de personalidad son más susceptibles de experimentar ansiedad. Las personas con un estilo más perfeccionista están en un riesgo mayor de experimentar ansiedad. Cuando tenemos expectativas poco realistas, tendemos a preocuparnos por cosas que simplemente no están bien. También los perfeccionistas tienen una cantidad significativa de ansiedad respecto a cómo los perciben otros. Algunos mencionan que el temor crea un estilo perfeccionista, mientras que otros creen que el perfeccionismo desarrolla la ansiedad. De cualquier forma, parece que ambos van de la mano.

Las personas introvertidas tienden a presentar un más alto riesgo de ansiedad. Los introvertidos tienen un nivel más alto de sensibilidad a la estimulación externa, lo que produce más altos niveles de temor.

Otros problemas mentales de salud

Otros problemas mentales de salud son comunes a la ansiedad. Se denomina comorbilidad cuando se tiene más de un problema mental. La comorbilidad de ansiedad y depresión es uno de los más comunes diagnósticos de salud mental. Se estima que 60 por ciento de las personas que sufren de ansiedad también luchan con depresión y viceversa.[20]

Aproximadamente 20 por ciento de individuos con un desorden de ansiedad también luchan con abuso de sustancias y viceversa. El 30 por ciento de las personas que sufren del desorden de ansiedad social también abusan del alcohol.

---

20 Salcedo, Beth. (19 de enero de 2018). *La comorbilidad por ansiedad y depresión*. Alianza Nacional de Enfermedades Mentales. Recuperado de https://www.nami.org/blogs/NAMI-blog/january-2018/The-co-morbidity-of-anxiety-and-depression

Parece que, para algunos, el alcohol alivia la ansiedad en situaciones sociales. Sin embargo, el abuso del alcohol genera problemas adicionales.

Drogas y Medicamentos

Las drogas y los medicamentos que pueden causar ansiedad son: el alcohol y las drogas ilegales tales como la cocaína y el LSD, los medicamentos sin receta como descongestionantes, la cafeína, recetas médicas como estimulantes, esteroides y medicina para tratar el asma, la enfermedad de Parkinson y problemas de tiroides.[21]

Muchas veces las personas me han preguntado si la mariguana puede crear ansiedad. La mariguana tiene dos ingredientes principales: THC, un psicotrópico responsable del subidón que se obtiene con el uso de la mariguana, y CBD, un compuesto no psicotrópico que se usa por diversas razones terapéuticas. El consenso parece indicar que CBD puede disminuir la ansiedad y es posible que dosis bajas de CBD con THC sean de utilidad. Sin embargo, una mayor dosis de THC pueden incrementar los niveles de ansiedad e, incluso, disparar la paranoia en algunos individuos.

Condiciones médicas

Algunas condiciones médicas pueden causar ansiedad. Éstas enfermedades pueden ser: tipos raros de tumores, hipertiroidismo, algunas enfermedades infecciosas tales como la enfermedad de Lyme, estreptococo no tratado, mala nutrición, traumas de cabeza, enfermedades cardiacas, diabetes, dolor crónico y COPD (enfermedad pulmonar obstructiva crónica, por sus siglas en inglés). Otras áreas son el desequilibrio hormonal de estrógeno, progesterona, testosterona, hormonas del estrés, hormonas de la tiroides u oxitocinas. La deficiencia de vitamina B-12 puede también producir ansiedad, lo que se discutirá con mayor detalle en el Capítulo 14, "Nutrición y Salud Mental". Si usted piensa que su ansiedad se debe a algún problema médico o a la prescripción de medicamentos, comente sus preocupaciones con su doctor.

---

21 Summit Health. Recuperado de https://www.summitmedicalgroup.com/library/adult_health/bha_substance_induced_anxiety_disorders

Genética

La genética puede potencialmente influir en algunos problemas de salud mental, incluyendo la ansiedad. Por décadas, los investigadores han estado estudiando las conexiones entre la ansiedad y la genética. Sin embargo, no es fácil separar cuánto se debe a la genética y cuánto al medio ambiente.

Ansiedad aprendida

La ansiedad se puede aprender. Con frecuencia, los niños de padres ansiosos son ansiosos también. Desafortunadamente, tengo un ejemplo de esto en mi propia vida. Cuando mi primer niño nació, yo era un desastre nervioso. Mi esposo y yo habíamos pasado por un periodo de cinco años de infertilidad. Cuando mi hijo John nació, sin que yo lo supiera, estaba respondiendo a un bagaje emocional no procesado que se relacionaba con mi proceso de infertilidad. Es difícil para mí describir cuán emocionada estaba cuando finalmente tuve a mi hijo. Quería protegerlo de cualquier peligro, incluyendo, entre otros, el concreto, el taburete, la calle, la asfixia, la piscina, un niño desagradable y, por supuesto, el posible pedófilo que acecha a la vuelta de la esquina. Como bebé, John tenía miedo a muchas cosas. No entendía cómo podía estar ansioso cuando yo lo estaba protegiendo de todo.

Un día, estábamos en casa de mis padres, en su piscina. Con mucho cuidado mi hijo caminó alrededor de la piscina, debido a que tenía miedo de caer en ella, aunque era un buen nadador. Entré a la casa mientras mi mamá y hermana vigilaban a los niños. Cuando regresé, mi mamá me dijo que John actuaba diferente cuando yo no estaba presente. "Él estaba más despreocupado", me dijo.

¿Qué significaba eso? Regresé hacia adentro de la casa y observé desde una ventana. Ella estaba en lo correcto. Mi hijo estaba corriendo alrededor de la piscina, jugando y divirtiéndose. Estaba desconsolada por John. No podía creer que había creado tanta ansiedad en él. John tenía la tendencia natural para ser una persona ansiosa, pero me di cuenta de que mis temores empeoraron su ansiedad.

Para el momento en que mi segundo hijo era bebé, afortunadamente yo estaba más relajada. Estoy agradecida por eso, porque mi segundo hijo es más activo y amante de la adrenalina. Cuando tenía tres años, tuvo que ser suturado tres meses seguidos. Después de su tercera ronda de suturas, estaba en un muro de piedra de cuatro pies de alto. Le pregunté que si creía que estar en esa pared era buena idea. Su respuesta fue: "Está bien, mami, si me caigo, recibiré más suturas". He perdido la cuenta de cuantas suturas y huesos rotos han superado mis muchachos. De hecho, estas experiencias me han ayudado a estar más a gusto alrededor de mis hijos, lo que les ha permitido ser más libres.

Pensamiento de vida

Otra causa de ansiedad muy considerable es nuestro pensamiento de vida. La forma en que pensamos puede crear ansiedad. El enfoque de este libro será nuestro pensamiento de vida respecto a la ansiedad.

¿Cuánta ansiedad experimenta? Si le interesa determinarlo, vaya a mi sitio web en www.andreaganahl.com, dé clic en Blogs y vaya a dicho apartado. Puede imprimirlo y contestar la prueba. También encontrará el desglose de los puntajes en el Inventario de Ansiedad de Burns. A medida que complete los ejercicios en los capítulos siguientes, lo animo para que retome el inventario y vea si su puntaje disminuye. Tener victoria sobre la ansiedad lleva tiempo. Sea compasivo y generoso consigo mismo.

Práctica

Cuando se dé cuenta de que tiene un pensamiento ansioso, respire profundo por tres veces, respire por su nariz y exhale por su boca. Enfóquese en su respiración. Sienta el aire entrando a través de las fosas nasales. Contenga la respiración por tres segundos y luego expulse el aire, sintiendo el aliento salir por su boca. En la Sección III, discutiré cómo usar la respiración profunda para relajarse y reducir la ansiedad.

Preguntas:

1. ¿Alguna vez ha experimentado algo parecido a mi paseo en la tirolesa? Si su respuesta es afirmativa, ¿qué síntomas presentó? Tome unos minutos para escribir su experiencia y después comparta con un familiar o amigo.

_____

_____

_____

2. ¿Alguna de las causas de ansiedad que se han discutido se aplican a usted? En caso de que su respuesta sea afirmativa, ¿cuáles son?

_____

_____

_____

Capítulo 2.
Principales funciones cerebrales, con relación a la ansiedad

"El cerebro humano tiene 100 billones de neuronas, cada neurona está conectada a otras 10 mil neuronas, el hecho de estar sentado es la operación más complicada en el universo conocido".
— Michio Kaku

Mientras caminaba en el centro comercial con mis hijos de nueve meses y tres años, John vio a Santa Claus. Estaba tan desesperada por salir de la casa que me había olvidado que a John le daba miedo Santa Claus. Unos días antes de nuestra visita al centro comercial, John dijo, "no quiero que ese hombre con la barba blanca y su traje rojo baje por la chimenea. Puede dejar mis regalos en el porche." Cuando John vio a Santa gritó, me pateó en la espinilla y se tiró en el piso.

Recordé la clase de padres que había enseñado. Mi primer pensamiento fue: "Jesús, por favor, no permitas que ninguno de los que tomaron la clase esté por aquí ni observe la escena". Después vino el siguiente: "¿Por qué no llevé a los niños al zoológico?". Ahí fue cuando pensé: "Este accidente ya sucedió antes, aunque nunca con un golpe en mi espinilla, el temor de John le ha quitado su habilidad para pensar con claridad". Es posible que algunas malas palabras hayan surgido en mis pensamientos. Entré en acción, esperando librarme de cualquier otra vergüenza y le hice una pregunta a John: "¿Hasta dónde puedes contar?".

Dejó de sacudirse en el piso y dijo, "¿qué?". La repetí para mí misma y entonces él empezó a contar. Sabía que no tenía mucho tiempo antes de que recordara el motivo por el que estaba en el piso, así que lo levanté, motivándolo para que siguiera contando, y salimos del centro comercial. Este suceso ocurrió antes de que entendiera los beneficios de la exposición.

La reacción de John al ver a Santa es lo que estaba sucediendo en su cerebro.

Las tres áreas del cerebro que quiero que entendamos, para la reducción de la ansiedad, son el lóbulo frontal, de manera específica la corteza prefrontal (PFC, por sus siglas en inglés), la amígdala y la corteza cingulada anterior.

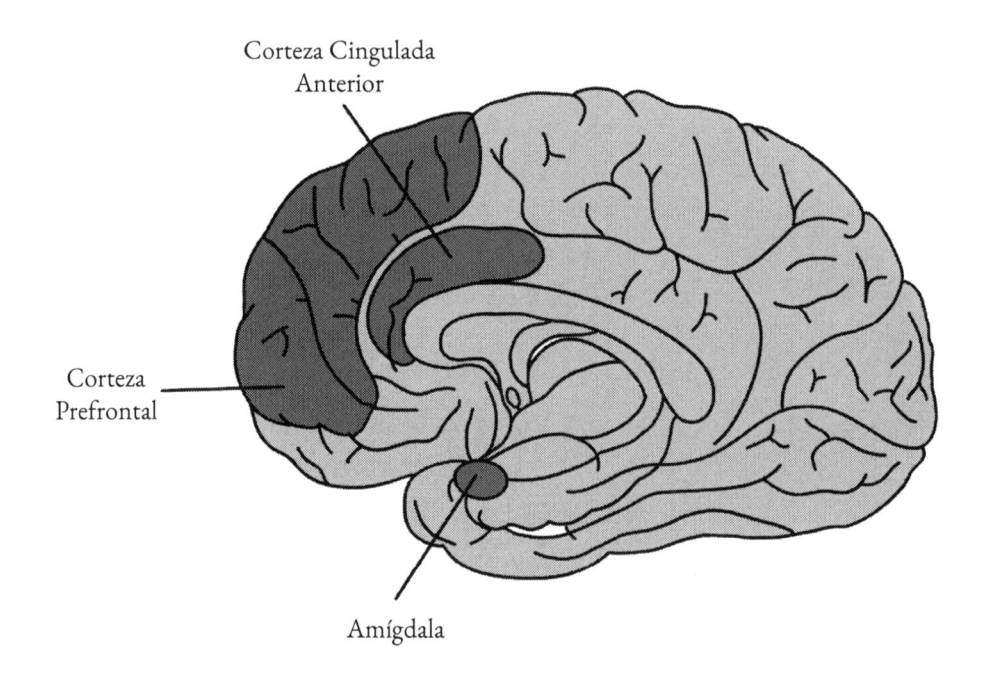

Corteza prefrontal

Algunas de las funciones de la corteza prefrontal (CP) son planeación, juicio, expresión emocional y toma de decisiones. La CP (PFC, por sus siglas en inglés) no sólo es una parte del cerebro que es responsable de formas elevadas de pensamiento y toma de decisiones, sino que también nos permite aprender de la experiencia. Cuando estamos sufriendo una cantidad significativa de emoción, nuestra CP se desconecta y nos dificulta que pensemos con claridad y racionalmente. La CP de John se desconectó cuando vio a Santa. En el momento en que reconectamos nuestra CP, denominada también como el *cerebro pensante*, somos más capaces de manejar nuestras emociones. Cuando le pedí a John que contara, eso le ayudó a que se reconectara con su cerebro pensante. La CP también desempeña un rol vital en la codificación y recuperación de recuerdos. Un hecho final importante, en especial respecto a la adolescencia y la CP: esta zona del cerebro no se encuentra totalmente desarrollada hasta mediados de los veintes. Esto nos podría ayudar a explicar la toma de decisiones y las locuras de los años de adolescencia.

La amígdala

La amígdala tiene el tamaño de una almendra, se localiza en lo profundo de nuestro cerebro (ver el diagrama en la parte superior). Tenemos una en cada hemisferio. La función primaria de la amígdala se asocia con el temor. La amígdala está involucrada con todo lo referente a la ansiedad y ambas, la amígdala y la corteza, tienen que ver con la ansiedad. La amígdala es también crucial en la formación y almacenamiento de recuerdos de sucesos emocionales. La amígdala es parte del sistema límbico, que realiza el trabajo emocional del cerebro. Pensemos en la amígdala como nuestro *protector*, ya que continuamente está recibiendo información de nuestros cinco sentidos para determinar si hay algún peligro. La amígdala recibe la información más pronto que la corteza, impulsándonos hacia la respuesta pelear-volar-paralizar. Todo este proceso lleva una décima de segundo. La amígdala es mucho más rápida que la corteza en la detección del peligro, debido a que está conectada directamente con nuestros sentidos. Usted podría venir caminando por la calle, y en su visión periférica detecta que viene un carro hacia usted. Su amígdala detonará una respuesta pelear-volar-paralizar que le permitirá saltar inmediatamente del camino. Su cuerpo responde de manera automática antes de que el cerebro pensante lo haga. Debido a este proceso, muchos de nosotros estamos vivos hoy. Una vez que la amígdala dispara la respuesta fisiológica al peligro real o percibido, lo notifica a la corteza.

La respuesta fisiológica sucede cuando nuestra amígdala se estimula por un peligro percibido o cualquier otro pensamiento que genera preocupación. Como mencioné en el capítulo 1, las reacciones fisiológicas incluyen aumento del ritmo cardiaco y la presión sanguínea, respiración superficial rápida, sudoración, malestar estomacal, y tensión muscular. Ciertas hormonas también se incrementan como resultado de que la amígdala es estimulada. Éstas son: adrenalina, cortisol (hormona del estrés), insulina y nuestras hormonas de la tiroides.

La parte positiva es que cuando tenemos pensamientos positivos, nuestro cuerpo secretará hormonas como la serotonina y otros químicos que facilitan la paz, la felicidad, el amor y el afecto.

Un hecho fascinante acerca de la amígdala: puede crecer como resultado del estrés. Por lo tanto, a mayor tamaño, se vuelve más reactiva. La buena noticia al respecto es que se puede revertir su tamaño con la implementación de técnicas que la calman, tales como dormir lo suficiente, con adecuado sueño MOR (Movimiento Ocular Rápido) (REM, por sus siglas en inglés). Para mayor información ver Capítulo 15, Capítulo 13 (ejercicio físico regular) y Capítulos 11 y 12 (técnicas de relajación).

A mayor reactividad de la amígdala, se experimentará más ansiedad. La amígdala puede invalidar la CP y, con ello, el pensamiento racional. En otras palabras, una amígdala altamente cargada puede neutralizar la CP. Nuestras emociones pueden desconectar nuestra habilidad para pensar claramente. En consecuencia, la CP contrarresta a la otra. Para reducir la ansiedad, es necesario aplicar técnicas que estimulen la corteza pre frontal (PFC).

Piense en aquella ocasión en la que alguien por quien se preocupa *perdió el control* de sus emociones. Quizá despotricó y habló pestes acerca de algo, y dijo cosas que generalmente no diría. O tal vez lo pateó en la espinilla. Cuando esto sucede, esta persona está desconectada de su mente racional. Para ayudarle a recuperar el control, estimule su corteza prefrontal. Podemos hacer esto a través de una pregunta matemática o pedirle que cuente, como yo hice con John. Puede solicitarle que recuerde que desayunó el día anterior —o cualquier pregunta abierta con quién, qué, dónde— funciona con la mayoría de las personas. Pero no formule preguntas que inicien con por qué, ya que pueden desencadenar más emociones. Unas cuantas respiraciones de conciencia plena pueden también contribuir para activar la CP. A propósito, ésta no es una cura milagrosa para los berrinches ni ataques de ansiedad. En general, permite que se analice la situación hasta que se calme. Las personas altamente ansiosas me preguntaron si podrían retirar quirúrgicamente su amígdala, para deshacerse de la ansiedad. La respuesta es no. Aunque la amígdala está siempre involucrada cuando experimentamos temor, también es responsable de nuestros sentimientos de amor, gozo, y asombro. Sin la amígdala, no nos uniríamos a las personas. La próxima vez que se sienta frustrado con su amígdala, recuerde que nos proporciona nuestras emociones más valiosas.

Corteza cingulada anterior

La corteza cingulada anterior (CCA) es responsable, en parte, de cómo se filtra la realidad. Permite procesar si existe alguna amenaza o hay seguridad, basándose únicamente en datos sensoriales como lo que se ve, escucha, toca, huele o incluso prueba. A diferencia de la amígdala, que puede crecer por el estrés, la CCA (ACC, por sus siglas en inglés) puede encogerse por altos niveles de depresión y ansiedad extrema. Queremos que nuestra amígdala permanezca pequeña, del tamaño de una almendra, pero lo opuesto es verdad para nuestra CCA. Queremos cuidar que esta parte de nuestro cerebro no disminuya. Si eso sucede, entonces la actividad eléctrica también lo puede hacer. Cuando esto ocurre, baja su funcionamiento. Nuestras decisiones no se basan en la información sensorial, sino en experiencias previas que generalmente son inapropiadas para determinar una amenaza real. Por lo tanto, creemos que estamos en peligro cuando en verdad no lo estamos. La mayoría de los ejercicios que se discutirán en los próximos capítulos ayudarán a disminuir el tamaño de la amígdala y a incrementar el volumen de CCA.

Un hombre entró en un cine y empezó a disparar, mató a doce personas y lastimó a setenta. El suceso impactante estaba en todas las noticias. Hay muchas posibilidades de que nunca le hayan disparado en una sala de cine. Sin embargo, si recuerda escuchar acerca de este horrible incidente, es probable que se acuerde de la tragedia la próxima vez que vaya al cine. Este temor fue aprendido, por la exposición al trauma a través de los medios de información. Si estamos en una sala de cine, no deberíamos tener ningún temor, sin embargo, tan pronto como recordamos las noticias, es posible que entremos en modo pelear-volar-congelar. No estamos filtrando nuestra realidad correctamente y estamos en esta respuesta de estrés, sin tener una razón lógica.

A continuación, se presenta un resumen de las tres áreas del cerebro que están conectadas con la ansiedad:

Corteza prefrontal:

- Es responsable de la concentración, planeación, juicio, expresión emocional y toma de decisiones.
- Se le conoce también como el cerebro pensante.
- No se encuentra totalmente desarrollado hasta mitad de los veintes.

Amígdala:

- Se asocia con el temor, formación y almacenamiento de los recuerdos de eventos emocionales.
- Está involucrada en todo lo referente a la ansiedad.
- Cuando se le estimula, las respuestas fisiológicas son: incremento del ritmo cardiaco y la presión sanguínea, respiración rápida y poco profunda, sudoración y tensión muscular.
- Puede crecer como resultado del estrés.
- Involucrada en el trabajo emocional del cerebro y puede anular la corteza prefrontal (CP).

Corteza cingulada anterior:

- Es responsable de cómo filtramos la realidad.
- Decide si existe una amenaza en base a la información sensorial.
- Puede reducir su tamaño como consecuencia de altos niveles de ansiedad y depresión.

Además de las tres partes del cerebro que se han discutido, en relación con la ansiedad, resulta útil cierto conocimiento respecto al sistema nervioso autónomo. El sistema nervioso autónomo (SNA) tiene un impacto significativo en los niveles de ansiedad que experimentamos. El SNA (ANS, por sus siglas en inglés) regula las acciones subconscientes del cuerpo. El SNA tiene dos partes principales: el sistema nervioso simpático (SNS) y el sistema nervioso parasimpático (SNP).

El sistema nervioso simpático (SNS, por sus siglas en inglés) regula las respuestas de estrés pelear-volar-congelar y se dispara cuando percibimos una amenaza, que podría ser genuina, en cuyo caso se requiere de una respuesta inmediata, o podría ser una amenaza aprendida que no tiene ningún mérito real. La respuesta del SNS de mi hijo se activó cuando vio al hombre atemorizante en su traje rojo, aun cuando Santa no representaba un peligro real. Cuando nos preocupamos por cuestiones no esenciales, se reduce nuestra habilidad para usar esta respuesta saludable al temor. Cuando usamos nuestra imaginación para ver todo aquello a lo que *creemos* deberíamos temerle, ignoramos nuestro medio circundante.

En su libro *El valor del miedo*, Gavin de Becker lo presenta de la siguiente manera: "En cualquier momento que su resultado indeseable no se puede ligar de manera razonable al dolor o la muerte, y no es una señal concreta de peligro, entonces no debería confundirse con temor. Puede ser algo que valga la pena tratar de entender y manejar, pero preocuparse no lo solucionará. En lugar de eso, es muy probable que lo distraiga para encontrar soluciones".[22]

El sistema nervioso parasimpático (PNS, por sus siglas en inglés) es el responsable de la toma decisiones, la concentración, el sueño, la digestión y otras actividades que tienen lugar cuando descansamos. El SNP también es responsable de la respuesta del descanso o relajación. Sólo uno de estos dos sistemas se puede activar a la vez, ya sea que el sistema nervioso simpático está funcionando, lo que significa que estamos estresados y en el modo de respuesta pelear-volar-congelar, o que el sistema parasimpático esté activado, y nosotros estemos relajados, nuestros cuerpos están funcionando como debieran. Exceptuando a quienes trabajan en un empleo que constituya una amenaza para su vida o que se encuentren en un ambiente peligroso, nuestros cuerpos rara vez necesitan estar en modo pelear-volar-congelar. Si continuamente percibimos

---

[22] Gavin de Becker, *The gift of fear: survival signals that protect us from violence* [El valor del miedo: señales de alarma que nos protegen de la violencia], New York, NY, Dell Publishing, 1997, 301 pp.

amenazas que no son reales, que es lo que implica la ansiedad, estaremos desgastando nuestros cuerpos y comprometiendo nuestra salud.

Por lo anterior, resulta esencial aprender a cuidar nuestro SNP. Podemos lograr esto permaneciendo relajados y fuera de la respuesta pelear-volar-congelar. Mientras más relajados estén nuestros cuerpos, se experimentará menor ansiedad y la posibilidad de usar nuestra mente pensante. En tanto utilicemos más nuestra mente racional, reduciremos nuestra ansiedad. Los capítulos siguientes proporcionarán ejercicios que promueven en nuestros cuerpos la predominancia del SNP.

Hasta donde hemos avanzado en el tema, sobre el sistema nervioso autónomo podemos resumir que:

- Tiene un impacto significativo en la ansiedad.
- Regula las acciones del subconsciente.
- Sus dos partes principales son el sistema nervioso simpático y el sistema nervioso parasimpático.

Acerca del sistema nervioso simpático podemos abreviar que:

- Regula la respuesta pelear-volar-congelar.
- Sólo se dispara cuando percibimos una amenaza.
- Finalmente, con respecto al sistema nervioso parasimpático podemos sintetizar lo siguiente:
- Es el responsable de la toma de decisiones, la concentración, el sueño, la digestión y otras actividades que suceden mientras descansamos.
- El SNS y el SNP no pueden ser activados al mismo tiempo.
- Queremos nuestros cuerpos en el SNP, a menos que exista un peligro real.

Estamos hechos temerosa y maravillosamente (Salmos 139. 14, paráfrasis).

Dos rutas a la ansiedad

Ahora que ya entiende cómo funciona el cerebro, quiero explicar las dos rutas hacia la ansiedad. La primera se basa en la corteza y es la que la mayoría de las personas creen al experimentar ansiedad. La corteza es la parte del cerebro que piensa y procesa.

Ansiedad basada en la corteza

- Es en lo que se enfocan, incluyéndome a mí, la mayoría de los terapeutas cuando trabajan con individuos que sufren de ansiedad.
- Es la ruta de las sensaciones, los pensamientos, la lógica, la imaginación, la intuición, la memoria consciente y la planeación.
- Tiene lugar a través de nuestros cinco sentidos, eventos externos o los acontecimientos internos de nuestros pensamientos e imágenes.
- Principalmente es un proceso del pensamiento.

Sus pensamientos originan la ansiedad, con los pensamientos ¿qué tal si?, que dan vuelta en su cabeza. Debido a que la ansiedad basada en la corteza está sucediendo en la mente consciente es, a menudo, mucho más fácil de tratar. Todas las técnicas en este libro ayudan a reducir la ansiedad basada en la corteza.

Ansiedad basada en la amígdala

La segunda ruta a la ansiedad es directamente a través de la amígdala, rodeando la corteza. La amígdala se involucra en todo lo referente a la ansiedad. Sin embargo, con la ruta de la corteza, la ansiedad da inicio en ella, lo que dispara la amígdala. La ruta que se basa en la amígdala comienza en ésta, lo que dispara inmediatamente las respuestas físicas y, entonces, la corteza se enciende. Como mencioné anteriormente, la amígdala es la responsable de las reacciones pelear-volar-congelar (frecuencia cardiaca rápida, respiración superficial rápida, tensión muscular y náuseas).

Los pensamientos e imágenes disparan la ansiedad que se basa en la corteza, mientras que la ansiedad que se basa en la amígdala parece que se presenta sin ninguna razón aparente. No existe ninguna conexión consciente que la dispare. En su lugar, de pronto se encuentra experimentando síntomas físicos intensos. Puede iniciar en su estómago o en su respiración, o en sus músculos, o en todas partes. Usted sabe que está ansioso, pero no se debe a sus pensamientos o imágenes, usted solamente siente un temor intenso. Por lo tanto, muchas técnicas cognitivas no son efectivas en disminuir esta clase de ansiedad. Si bien todavía es útil aprender ejercicios cognitivo-conductuales porque, aunque la ansiedad que se basa en la amígdala inicia sin que se involucre mucho la corteza, ésta termina involucrándose. Por ejemplo, de pronto usted está experimentando los aspectos físicos de la ansiedad y no está seguro de qué ocasionó tal respuesta. Enseguida empieza a tener pensamientos ansiosos acerca de lo que podría suceder después.

Si su amígdala responde a algo que no sea un peligro real, se debe a una respuesta aprendida. Algo que alguna vez fue neutral, pero que con anterioridad la amígdala asoció con el peligro —llamado disparador— se convierte en un provocador de ansiedad.

Por ejemplo, Sharon está caminando por la calle y pasa un hombre usando colonia Polo. Ella entra en pánico de inmediato. Sus piernas se sienten débiles, su estómago está hecho nudo, su corazón acelerado y empieza a hiperventilar. Más tarde, esa noche, mientras procesa su experiencia, recuerda que el hombre que la atacó sexualmente hace cinco años usaba la misma colonia. La colonia Polo era un estímulo neutro hasta que la amígdala lo asoció con el ataque sexual.

Identificar la causa es mucho más desafiante cuando alguien experimenta ansiedad basada en la amígdala, sin tener la habilidad de identificar el disparador. La ansiedad basada en la amígdala puede suceder si el trauma tuvo lugar antes de que la memoria explícita (ver capítulo 7) o alguna disociación sucediera durante el trauma. Además, durante el evento estresante, por lo general, no estamos en sintonía con todo lo que pasa a nuestro derredor. Es posible que no recordemos el color del carro que golpeó al ciclista, pero nuestra amígdala sí lo recuerda. La ansiedad basada en la amígdala puede ocurrir por otras razones, además del trauma. Cualquier evento estresante puede tener disparadores. El evento estresante ni siquiera tiene que ser algo que experimentamos. Puede ser algo que vimos en las noticias o escuchamos en algún lado.

Ya que la ansiedad basada en la amígdala responde a un temor aprendido, la exposición es una técnica importante para disminuir este tipo de ansiedad. Las técnicas de relajación, que son esenciales para sanar la ansiedad basada en la amígdala, así como el ejercicio físico, el sueño saludable y los tipos de nutrición que se discutirán en los capítulos siguientes disminuirán la reactividad de la amígdala.

Identifique su tipo de ansiedad

Nosotros podemos decirle si su ansiedad se basa en la amígdala o en la corteza cuando determinamos qué estaba sucediendo justo antes de que se experimentara la ansiedad. La ansiedad basada en la corteza sucede cuando nos estamos enfocando en pensamientos o imágenes específicos. En cambio, en la ansiedad basada en la amígdala hay una repentina e inesperada reacción física. Esto sucede cuando un objeto, situación o ubicación específica desencadena la ansiedad debido a la asociación de la amígdala con una experiencia previa. A menudo, no estamos conscientes de lo que causó este repentino inicio de síntomas de ansiedad.

Muchas veces, los ataques están basados en la amígdala. Cuando se encuentra en un ataque de pánico, es un desafío hablar de la ansiedad debido a la amígdala secuestrada. Aquí tiene unas cuantas actividades que pueden ayudar: intente activar su corteza. Enseguida trate de implementar respiración profunda. Tome varias respiraciones profundas y lentas. Durante un ataque de pánico, no sostenga la respiración durante el ejercicio de respiración profunda. De igual manera, procure relajar sus músculos. Un cuerpo relajado es un cuerpo calmado. Sé que estas dos actividades van en contra de lo que su cuerpo quiere hacer. Aun cuando, como verá en los siguientes capítulos, la relajación muscular y la respiración lenta y profunda le dirán a su amígdala que está bien, aunque no se sienta bien. Tercero, dé un paseo rápido de diez minutos. Sé que suena loco, pero quemar la adrenalina, y la respuesta al estrés que se descarga en su cuerpo puede crear calma. Asimismo, intente distraerse con algo que dispare su cerebro pensante. Enfocarse en los síntomas alimentará la ansiedad en un ataque. Recuerde: un ataque de pánico no lo dañará físicamente. Eso pasará y usted sobrevivirá.

Práctica:

Apriete todos los músculos en su cuerpo. Sostenga la tensión por tres segundos. Enseguida relájese. Note cómo su cuerpo reacciona cuando está tenso y entonces note cómo responde cuando está relajado. Realice esta actividad tres veces y revise cómo se siente.

Preguntas:

1. ¿Qué parte del cerebro encuentra más interesante y por qué?

_____
_____
_____

2. ¿Se da cuenta, si en algún momento percibe algún peligro, cuando en realidad no lo hay? Si es así, ¿qué eventos tienden a disparar esta percepción?

_____
_____
_____

Capítulo 3.
Hay esperanza: el cableado y recableado de nuestros cerebros

*"Cualquier hombre podría, si así lo quisiera,
ser el escultor de su propio cerebro".*
— Santiago Ramón y Cajal

Hace algunos años asistí al funeral del papá de un amigo. Ahí sentada con algunos amigos, les sugerí que cada uno dijera una historia de su niñez. Tal vez no era la mejor opción para iniciar una conversación en un funeral.

Marty fue el primero en participar. Nos contó algunas historias conmovedoras acerca de la ausencia de sus padres. Él era un tipo emocionalmente saludable, capaz de hablar de cómo esas experiencias le permitieron ser un padre más comprometido.

Julie dijo que no había tenido ninguna experiencia problemática en la niñez. La motivamos para que nos contara cualquier historia. Terminó contando tres historias tristes y entonces dijo: "¡Wow! Creo que tuve algunos desafíos en mi infancia".

La motivación detrás de mi sugerencia no era que experimentáramos tristeza por las heridas de nuestra niñez, sino conocernos mejor. Nunca mencioné nada acerca de contar historias dolorosas. No obstante, cada historia era triste. Ese día, Julie aprendió que hay libertad en la verdad. No se sintió afligida por sus historias, sino que creyó que comprendió mejor sus experiencias de vida. Dios nos dice en su palabra: "Y conocerán la verdad, y la verdad los libertará" (Juan, 8. 32). Comprender por qué pensamos de la manera que lo hacemos y conocer la verdad de nuestros corazones y mentes puede librarnos de la ansiedad.

Lo que sucedió alrededor de la mesa es día se llama *sesgo de negatividad*, el cual se refiere a la idea de que nos enfoquemos en nuestras experiencias negativas, más que en las que son neutrales o positivas. Algo positivo, generalmente tendrá menos impacto en una persona que algo igualmente emocional pero negativo. Nuestros cerebros están cableados con velcro para las experiencias malas y con teflón para las buenas experiencias. En términos simples, las cosas malas se pegan y las cosas buenas, no tanto. Dios nos creó de esta manera para facilitarnos sobrevivir a los peligros de nuestro ambiente.

Recordar el sonido de un oso enojado es más importante que el sonido de un gato ronroneando. Cuando estamos cambiando de carril, el sonido de un claxon es más importante que el sonido de la campana del camión de helados. El sesgo de negatividad es la razón por la que, cuando preguntamos por nuestros recuerdos de la niñez, hacemos memoria de los aspectos negativos con más facilidad.

Debido a este sesgo, nuestras experiencias negativas están fuertemente conectadas a nuestros cerebros, más que nuestras experiencias positivas. La manera en que nuestras experiencias llegan a estar más profundamente conectadas en nuestros cerebros se determina por cuánta atención les proporcionamos. Mientras más pensemos, sintamos y hagamos algo, el patrón se hace más fuerte y profundo.

Probablemente tienes cenas que preparas sin siquiera necesitar ver la receta. Puedes hacer esto porque las has hecho tantas veces, están grabadas en tu memoria. Puedes cantar tus canciones favoritas de hace veinte años porque las escuchaste tan seguido que están profundamente arraigadas en tu cerebro. Cuando de manera repetida tenemos pensamientos ansiosos, los sentimientos de ansiedad se arraigan en nuestras mentes también. Por lo tanto, somos más vulnerables a los sentimientos de ansiedad.

Mi hermana Tina y yo practicamos senderismo varias veces a la semana. La mayor parte del año, los caminos son fáciles de seguir debido a que son muy transitados. Aunque durante el invierno y la primavera la vegetación del Sur de California está más cubierta por la poca lluvia que recibimos, y pocas personas caminan por los caminos. Por lo tanto, moverse a través de los arbustos es más desafiante. Mientras más transitados sean los caminos, es más fácil encontrar nuestro camino, lo mismo sucede con nuestros patrones neuronales del cerebro. En tanto que más usemos patrones específicos, nuestras mentes siguen eficientemente dicho patrón.

Nuestros cerebros contienen billones de patrones, algunos son profundos y profundamente transitados. Otros son débiles y delgados debido a que rara vez son estimulados. En tanto más usemos un patrón, es más fuerte, profundo y accesible. Con relación a los patrones de la ansiedad, mientras más experimentemos pensamientos de ansiedad, más se usarán esos patrones, y es más probable que se activen una y otra vez. Por consiguiente, la regla del Dr. Donald Hebb: "Las neuronas que se activan juntas se conectan juntas".[23] Las buenas noticias son que si desarrollamos habilidades para relajarnos y estar tranquilos, y aprendemos a llevar cautivos nuestros pensamientos, podemos cortar los patrones de ansiedad por la falta de uso. ¿No es emocionante? Podemos cortar los patrones destructivos.

Esta idea de cortar, me recuerda a Jesús que es nuestra vid verdadera. Jesús dice: "Yo soy la vid verdadera, y mi Padre es el labrador. Él corta de mí toda rama que no produce fruto y poda las ramas que sí dan fruto, para que den aún más." (Juan, 15. 1,2). Más tarde Él dice que él es la vid y nosotros las ramas (verso 5, paráfrasis del autor). Dios quiere que podemos las áreas que no dan fruto. Él quiere que podemos nuestra ansiedad.

Podemos cortar nuestros patrones de pensamiento destructivos debido a un proceso que se llama *neuro plasticidad*, que es la habilidad de nuestros cerebros para cambiar y adaptarse en respuesta a las experiencias. También es posible cambiar nuestros patrones neuronales e introducir nuevas experiencias en nuestras vidas, así como cambiar los patrones de nuestro cerebro al llevar cautivos nuestros patrones destructivos de pensamiento. La neuro plasticidad es afectada por la frecuencia con que usamos patrones específicos, por cómo

---

23 Hebbian theory. (s.f). Recuperado de: https://en.wikipedia.org/wiki/Hebbian_theory

prestamos atención a nuestras experiencias de vida y cómo nos cuidamos a través de nuestra dieta, ejercicio y patrones de sueño.

Es importante considerar que la neuro plasticidad trabaja en ambas formas: para nosotros, al permitirnos cortar los patrones adversos y crear nuevos y más saludables, o contra nosotros. Un ejemplo extremo sería el que vimos con Trastorno de estrés Postraumático (TEP). Una persona con síndrome de estrés postraumático revive el trauma de manera repetida en su pensamiento, lo que ocasiona que la memoria se enlace más profundamente en el cerebro con cada recuerdo.

Romper nuestros patrones de ansiedad es esencial. Debemos aprender a controlar, evaluar y renovar nuestros pensamientos para detener el ciclo del pensamiento destructivo.

Práctica:

Escribe uno o dos pensamientos ansiosos que regularmente tienes. Inicia por estar consciente con qué frecuencia experimentas estos pensamientos. Cuando discutamos las técnicas cognitivo-conductuales, en capítulos posteriores, puedes usar estos pensamientos frecuentes en los ejercicios.

_____
_____
_____

Preguntas:

1. ¿Has notado sesgos de negatividad en ti o en otras personas? Si es así, ¿cómo los puedes describir?

_____
_____
_____

2. ¿Estás listo para cortar algunos de tus patrones de ansiedad? Si es así, ¿en cuáles quieres trabajar?

_____
_____

Sección II:
¿Cómo controlar sus pensamientos ansiosos?

*"La mayor arma contra el estrés
es nuestra habilidad para elegir
un pensamiento sobre otro".*
— William James

Veamos las prácticas cognitivas y conductuales que podemos implementar para reducir nuestra ansiedad. Estos principios han mejorado mi vida espiritual, emocional y física. Utilizo estas técnicas a diario. Vamos a controlar cada pensamiento, no sólo nuestros pensamientos ansiosos. Por lo tanto, podemos aplicar estos ejercicios muchas veces al día. Mientras presento numerosas ideas, los invito para que prueben tantas como puedan, para descubrir cuáles funcionan mejor con ustedes.

Les estaré pidiendo que practiquen los ejercicios en esta sección. Si sienten una significativa cantidad de ansiedad en cualquier momento, por favor, deténganse y vayan al Capítulo 12, practiquen respiración profunda y las técnicas de relajación muscular que se presentan. Estos ejercicios deberán ayudarles a reducir la ansiedad, lo suficiente para participar en los métodos cognitivos. Quiero subrayar la importancia de escribir sus respuestas a estos ejercicios. La escritura de éstos logra muchas cosas:

1. Consolida sus pensamientos y ayuda a formar recuerdos.
2. Agrega claridad a sus pensamientos.

3. Hace más fácil que se vean las distorsiones cognitivas.
4. Activa la corteza prefrontal.
5. Permite volver a visitar su trabajo y medir su progreso.
6. Se suma al ensayo de sus pensamientos saludables, que es necesario para traer esos pensamientos al subconsciente.

En la primera parte de esta sección, discutiré tres pasos esenciales para cambiar la manera en que pensamos, para reducir la ansiedad. Éstos son necesarios para disminuir los pensamientos destructivos y no saludables que impactan nuestra salud mental. Primero necesitamos *controlar* nuestros pensamientos, enseguida *evaluarlos* y, finalmente, *renovarlos*.

En la segunda parte de la Sección II, discutiré cómo nuestro sistema de creencias afecta nuestra ansiedad y cómo la realización de cambios en el nivel subconsciente puede abordar la ansiedad en su origen. En la parte final de esta sección, compartiré más técnicas cognitivo-conductuales que se pueden aplicar diariamente para mantener el temor a raya.

Antes de iniciar la Sección II, quiero animarlos con "La Oración de la Serenidad", que es mucho más que una oración para adictos. Todos podemos beneficiarnos de aplicar esta oración en nuestra vida diaria.

> *Dios, dame la serenidad para aceptar las cosas*
> *que no puedo cambiar,*
> *El valor para cambiar las cosas que puedo,*
> *y la sabiduría para saber la diferencia.*
> — Reinhold Niebuhr

"La Oración de la Serenidad" nos anima a hacer tres cosas: aceptar, ser valiente y desarrollar sabiduría. ¿Quién no quiere ser más sabio, valiente y tolerante? Sé que yo sí. Si aceptamos las cosas que no podemos cambiar, somos transformados en nuestro interior. La aceptación produce paz. Luchar contra aquello que está fuera de nuestro control genera ansiedad.

Ser valiente para cambiar las cosas que se necesitan cambiar, disminuirá el temor y construirá autoconfianza. Recuerden que el valor no *reemplaza* al temor. El valor *vence* al temor. Cada vez que enfrentamos nuestros temores desarrollamos más valor, lo que nos permite convertirnos en lo que queremos ser.

Desarrollar la sabiduría para conocer la diferencia entre lo que no podemos y lo que sí podemos cambiar, es crucial para un pensamiento de vida saludable. En ocasiones es difícil saber.

Pero, a medida que aprendemos a evaluar nuestros pensamientos, circunstancias y recursos, podemos entender mejor lo que necesitamos aceptar y lo que necesitamos cambiar. La parte más importante de esta oración son las primeras cuatro palabras: "Dios, dame la serenidad". Debemos buscar la paz, porque Él mismo es nuestra paz (Efesios, 2. 14).

Capítulo 4.
Tres pasos para cambiar la manera en que pensamos

"Destruimos argumentos y toda altivez
que se levanta contra el conocimiento de Dios,
y llevamos cautivo todo pensamiento
para que se someta a Cristo".
— 2 Corintios, 10. 5

Estoy emocionada de ir a casa en el soleado sur de California, después de visitar a mi abuela en Iowa. Hasta ahora el vuelo está sin novedad. Estoy disfrutando mi libro, cuando de pronto el avión cae, se siente como si fuera a cientos de pies de altura (probablemente sólo eran 10). Entro en pánico. Pienso: "¡Estamos cayendo!". Escucho la tranquila voz de piloto por el intercomunicador: "Damas y caballeros, todo está bien. Sólo es un poco de turbulencia". Pienso: "¿Un poco de turbulencia? Parecía que el motor explotaba". Puedo ser un poco dramática. Aunque parece que todo se ha calmado, soy un desastre. Mis pensamientos ansiosos están fuera de control. Estoy segura de que el avión caerá en cualquier momento. Aunque no estamos sobre el océano, de alguna forma creo que caeremos en el mar. Decido que no moriré cuando golpee el agua. En lugar de eso, seré devorada salvajemente por los tiburones.

Mi estómago está hecho nudos, creo que podría necesitar usar el baño. Finalmente, me digo a mí misma, "Andrea Rose Ganahl (uso mi nombre completo cuando necesito tener toda mi atención) controla tus pensamientos" y me recuerdo a mí misma que soy una psicóloga especialista en ansiedad. Por el amor de Dios, ¡controla tus pensamientos!

Sé que necesito involucrar mi corteza prefrontal e implementar las técnicas de relajación para controlar, evaluar y renovar mis pensamientos para reducir mi ansiedad. Inicio mi respiración profunda y relajación muscular. Recuerdo la estadística que consulté en alguna ocasión como ésta: mis oportunidades de morir en un vuelo comercial son de una en 29.4 millones. Recuerdo Deuteronomio, 31. 6: "Sé fuerte y valiente. No les temas ni te aterrorices por ellos, porque el Señor tu Dios va contigo; nunca te dejará ni te abandonará."

Empiezo a calmarme. Continúo mi respiración profunda y saco un rompecabezas para mantener mi lóbulo frontal ocupado.

Las técnicas que presento provienen de la terapia cognitiva conductual (TCC), esta teoría señala: nuestras cogniciones o pensamientos y creencias determinan nuestras emociones y conductas. Por lo tanto, cómo y qué pensamos afecta cómo nos sentimos y comportamos. El modelo de la TCC (CBT, por sus siglas en inglés) es el siguiente:

$$\text{Ansiedad} = \uparrow \text{Riesgo} + \downarrow \text{Recursos}$$

Esta ecuación quiere decir que, cuando estamos luchando con la ansiedad, percibimos nuestra situación como un riesgo muy alto y nuestros recursos para responder a la misma como bajos. A menudo, cuando experimentamos ansiedad, creemos que nuestras circunstancias son peores de lo que en realidad parecen (riesgo alto). También creemos que no hay forma de cambiar nuestra situación (recursos bajos). No me refiero a situaciones peligrosas, sino a esos momentos cuando es posible que tengamos distorsiones en nuestro pensamiento. Aprenderemos a evaluar correctamente el riesgo de una situación y conocer qué recursos, internos y externos, están a nuestra disposición.

Paso uno: controlar

El primer paso para cambiar la manera en que pensamos es controlar nuestros pensamientos. Cuando un pensamiento ansioso entra en nuestra mente, necesitamos controlarlo y no obsesionarnos con él. Mientras más contemplemos una idea ansiosa, somos más vulnerables para creerla. Las Escrituras nos alientan a controlar todos nuestros pensamientos (2 Corintios, 10. 5). ¿Cómo se controla un pensamiento? Figurativamente significa tomarlo y verlo. Me imagino como si lo agarrara en mi mano y enseguida lo observara. Es posible que desee decir el pensamiento en voz alta. La meta es concientizarse del pensamiento.

Dios habla acerca de nuestros pensamientos y mentes a través de las Escrituras, y señala que, para él, es crucial nuestro pensamiento de vida. Mi oración es que, al meditar en unos cuantos versículos a continuación, les recordará la importancia de controlar nuestros pensamientos.

- Por último, hermanos, consideren bien todo lo verdadero, todo lo respetable, todo lo justo, todo lo puro, todo lo amable, todo lo digno de admiración, en fin, todo lo que sea excelente o merezca elogio (Filipenses, 4. 8).
- El ingenuo cree todo lo que le dicen; el prudente se fija por dónde va (Proverbios, 14. 15).
- El malvado es inflexible en sus decisiones, el justo examina su propia conducta (Proverbios, 21. 29).

También pueden buscar los siguientes versículos en su pensamiento de vida en: 2 Pedro, 3. 1; Romanos, 8. 6; Jeremías, 17. 10, y Mateo, 22. 37.

Cuando encuentro mi mente divagando con pensamientos ansiosos, a menudo cito Filipenses, 4. 8, para recordarme en lo que debo enfocar mi pensamiento.

El pastor Rick Warren dice que uno de los ingredientes principales para que un cambio permanezca es que pensemos de manera distinta. El escribió: "La manera en que piensan determina la forma en que se sienten, y cómo se sienten determina su forma de actuar. Si quieren cambiar cómo actúan, deben empezar por cambiar la manera en qué piensan. Sus pensamientos son el piloto automático de su vida".[24] Entonces, él cita Romanos, 12. 2: "No se amolden al mundo actual, sino sean transformados mediante la renovación de su mente. Así podrán comprobar cuál es la voluntad de Dios, buena, agradable y perfecta".

Tengan en mente que nuestros pensamientos determinan nuestras emociones y conducta, necesitamos identificar los pensamientos detrás de nuestros sentimientos de ansiedad. Pueden preguntarse, ¿qué pasaba por mi mente cuando eso sucedió? El siguiente diagrama puede ayudarlos a determinar sus pensamientos y sentimientos acerca de cualquier situación.

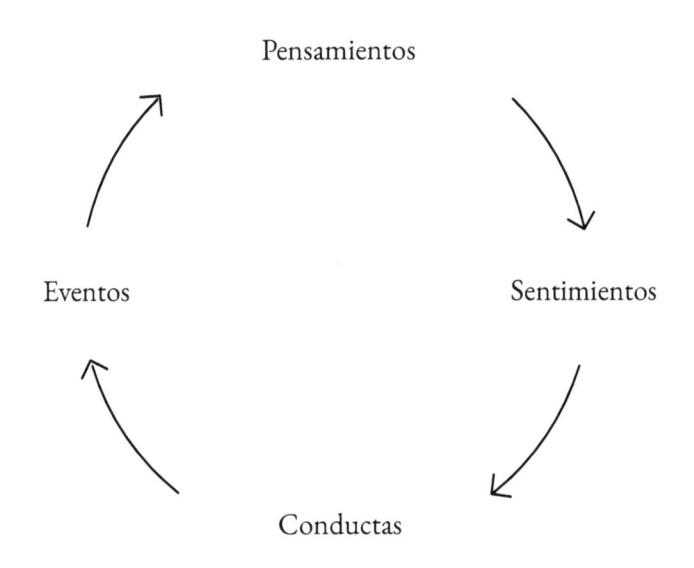

```
              Pensamientos
           ↗              ↘
    Eventos              Sentimientos
           ↖              ↙
              Conductas
```

Los eventos son situaciones internas o externas. Las situaciones externas son todas las actividades que suceden a nuestro derredor. Un evento interno ocurre cuando un pensamiento surge en nuestra cabeza, sin que necesariamente suceda un evento externo. Los pensamientos son nuestra interpretación o significado del suceso. Las emociones son los sentimientos que siguen a la interpretación de la situación. Las conductas son la respuesta a los pensamientos del suceso.

---

24 Warren et al, *El plan Daniel: 40 días hacia una vida más saludable,* Grand Rapids, MI, Zondervan, 2013, 352 pp.

Completaremos los espacios del diagrama anterior, utilizando un escenario ficticio que podría causarle ansiedad a cualquier persona. Mientras trabajen con estos ejercicios, si experimentan ansiedad significativa, vayan a la Sección III y realicen las técnicas de relajación que mejor les funcionen.

Supongamos que están en una reunión en donde no conocen a muchas personas. Descubren a una amiga y se dirigen hacia ella, con la esperanza de que se sienten en la misma mesa. Mientras se aproximan a ella, se da la vuelta y se sienta en la única silla desocupada de una mesa llena. No los reconoció. Simplemente miró en otra dirección.

1. Completen el evento, utilizando el escenario anterior (lo hice por ustedes).

    Evento: <u>están en una reunión donde su amiga evita mirarlos y se sienta en una mesa que ya está completa.</u>

2. Escriban los pensamientos que cruzaron por su mente cuando leían el escenario.

    Pensamientos:

    _____

    _____

    _____

3. Escriban la emoción que experimentan. Para este escenario y nuestros propósitos, es ansiedad. Si ustedes experimentan más que ansiedad, escriban qué otros sentimientos pueden tener.

    Emoción: <u>Ansiedad</u>

4. Anoten en el espacio correspondiente las conductas que pueden tener como resultado de los pensamientos que se mencionaron.

   Conductas:

_____

_____

_____

Veamos juntos el diagrama. Ya hemos contestado la parte uno, el evento. Para la parte dos, los pensamientos de cada uno o la interpretación del evento serán diferentes. No existe una respuesta incorrecta. Usaré las respuestas de mi amiga Lori: "Oh no, ya no le gusto. ¿Qué hice mal? Soy una mala persona".

Para la categoría tres, la emoción es ansiedad. Para el cuarto componente, pregúntense ustedes, "¿cómo podría responder a mis pensamientos?". Otra vez, hay muchas posibles respuestas a esta pregunta, ninguna es incorrecta. Lori dijo: "Podría estresarme durante toda la reunión y dormir poco esa noche. Podría llorar y abandonar la fiesta. Cuando llegara a casa, me comería un bote de helado y reflexionaría en lo que pude haber hecho mal".

Paso dos: evaluar

Ahora que hemos completado las cuatro categorías del modelo, necesitamos hacer algunas preguntas acerca de los pensamientos que hemos controlado. Éste es el paso dos en cambiar la manera en que pensamos. Primero, controlamos nuestros pensamientos, enseguida, los evaluamos. A continuación, realizo algunas preguntas para nosotros mismos respecto a los pensamientos y el significado que se les dio en el suceso.

- ¿Pienso que este suceso implica un riesgo mayor del que tiene?
- ¿Cuento con algún recurso que podría ayudarme a responder a mi situación?
- ¿Podrían ser inadecuados mis pensamientos?

- ¿Puedo crear otros pensamientos que hagan más sentido?
- ¿Algunos de mis pensamientos están distorsionados?

Debemos entender que no por creer que un pensamiento sea verdad significa que lo es. Los pensamientos ansiosos, casi siempre son incorrectos. Nunca eleven los sentimientos por encima de la verdad. En la 1ª. de Juan, 1. 8 se dice que "si afirmamos que no tenemos pecado, nos engañamos a nosotros mismos y no tenemos la verdad". Es posible que nos engañemos con nuestros pensamientos. El pensamiento distorsionado es muy común en nuestras vidas, en especial cuando nos sentimos ansiosos. La buena noticia es que, a medida que desarrollemos un pensamiento más racional, nuestra ansiedad disminuirá.

A continuación, se presenta una lista de las distorsiones cognitivas más comunes, la cual ayudará en gran medida a aprender y entender. Determinar las distorsiones cognitivas que tendemos a utilizar, nos ayudará a pensar de manera diferente, y, por lo tanto, a reducir la ansiedad.

Distorsiones cognitivas más comunes:

1. **Adelantar conclusiones**. Predecir que algo irá de cierta forma, antes de que suceda. Hay dos formas de hacer esto: una es Leer la mente y, a partir de eso, asumir que sabemos lo que otra persona está pensando y sintiendo. Por ejemplo: Nick está comiendo solo en un restaurante y él asume que la gente piensa que él es un perdedor porque está ahí solo. El segundo es el Adivino: predice que las cosas saldrán mal, sin ninguna evidencia. Por ejemplo: El esposo de Beth está atrasado, así que ella asume que está teniendo una aventura.
2. **Los Deberías**. Creemos que las personas y las situaciones *deberían* o *no deberían* ser de cierta forma. Los deberías pueden incluir *los tener que*. Los deberías son una forma de legalismo. Por ejemplo: Shelly cree que debería leer su Biblia por lo menos una hora diariamente.
3. **Los que piensan que siempre sucederá una catástrofe**. Creemos que ocurrirá el peor de los casos. Por ejemplo: El avión en que se encuentran pasa por turbulencia. Ustedes asumen que el avión caerá y todos morirán.
4. **Generalización exagerada**. Hacemos una conclusión generalizada tomando como referencia un solo evento. Por ejemplo: "Siempre me toca el semáforo en rojo en mi camino a casa".

5. **Etiquetar**. Consiste en aplicar etiquetas tanto a otros como a nosotros mismos. Esto puede impedir que veamos las cualidades en las otras personas o en nosotros mismos. Por ejemplo: si nosotros o alguien más comete un error, decimos algo como "soy un idiota" o "él es un perdedor".
6. **Personalizar**. Hacernos responsables de cosas que puede que no sean nuestra falta. La personalización es común entre los niños que han sido maltratados. Por ejemplo: los niños que son mal tratados tienden a asumir que son culpables y, por lo tanto, se verán a sí mismos como defectuosos. En el caso de adultos: Kathy es golpeada por su novio y se culpa a sí misma por el abuso.
7. **Culpar**. Cuando la distorsión cognitiva de personalizar se revierte, surge el acto de culpar y puede ser hacia otros por una situación en la que tuvimos parte. Por ejemplo: Jorge fue despedido porque llegó tarde diez veces. En lugar de asumir la responsabilidad por el despido, culpa a su jefe de ser un pobre administrador de sus empleados.
8. **Polarizar/Todo o nada**. Vemos las situaciones desde un punto de vista perfecto o como un total desastre. No hay puntos intermedios. Por ejemplo, Juanito atrapa dos bolas, obtiene tres hits y golpea una vez. Él considera que su juego y él mismo son un fracaso.
9. **Filtrar**. Solamente ver los aspectos negativos de una situación mientras se filtran los aspectos positivos. Filtrar se parece a polarizar, pero es diferente la manera como obtenemos las conclusiones negativas. Por ejemplo, después de la revisión anual del trabajo de Sue, ella únicamente se enfoca en uno de los comentarios críticos de su jefe, ignorando los halagos que recibe.
10. **Razonamiento emocional**. Asumimos que la forma en que nos sentimos es un reflejo exacto de cómo son las cosas. Por ejemplo, Malorie se siente ansiosa, así que asume que algo terrible va a pasar.

Ahora regresemos y veamos nuestro ejemplo. Lori dijo: "Oh no, ya no le gusto. ¿Qué hice mal? Soy una mala persona". ¿Se distorsionó algo de su pensamiento? Observe la lista de las distorsiones cognitivas anteriores y vea si alguna embona en alguna de ellas.

- Es posible que no le guste. Leer la mente.
- ¿Qué hice mal? Personalizar.
- Soy un perdedor. Etiquetar.

Pruebe hacer esto con los pensamientos que escribió en el caso de la mujer cuyo amigo le ignoró.

Ahora, intentemos con otro escenario. En esta ocasión escriban cualquier distorsión cognitiva que se pudiera presentar.

Una noche, cuando mi hijo Drew tenía dieciséis años, estaba atrasado con respecto al límite de su horario. Me puse muy ansiosa. Mi primer pensamiento fue "no ha llamado. ¿Y si lo asesinaron o se accidentó?". Los pensamientos ansiosos a menudo se presentan con imágenes muy vívidas. No sólo estoy pensando las horribles palabras, sino que también imagino que el evento está sucediendo, lo que incrementa mi ansiedad.

Mis reacciones a mis pensamientos fueron: llamé a Drew, pero no contestó. Desperté a mi esposo, llorando y compartiendo mis temores. Cuando estaba a punto de llamar a los amigos de mi hijo, él llegó. Le grité y lo castigué por un año.

Vamos a tener una impresión visual del proceso que está ocurriendo:

- Evento: El hijo está atrasado con respecto a su horario establecido.
- Pensamientos: él ha tenido un accidente y quizás esté seriamente lastimado o muerto.
- Sentimiento: ansiedad.
- Conductas: llamar al hijo. Despertar a esposo, llorar. Gritar y castigar al hijo.

¿Qué distorsiones cognitivas identifican? No vean enseguida hasta que hayan intentado contestar con sus ideas.

_____

_____

_____

¿Qué distorsiones consideran que embonan con estos pensamientos?

- ¿Qué tal si ha tenido un accidente? Adivinar (que es parte de hacer conclusiones).
- ¿Qué tal si está muerto? Catastrofizar.

Si sus respuestas fueron correctas, bien por ustedes. En caso contrario, está bien, porque se requiere práctica. Adivinar es una distorsión cognitiva común. Yo soy experta en esto. Santiago aborda este problema cuando dice que "ni siquiera sabemos lo que pasará mañana." (Santiago, 4. 14). ¿Qué tan irrazonable es pensar en el futuro y creer que sabemos todo lo que ha sucedido o que podemos predecir lo que sucederá?

Practiquemos de nuevo.

Recuerden un evento reciente cuando se sintieron ansiosos. Utilizando el espacio a continuación, o en otra hoja de papel, escriban lo que sucedió.

Evento:

_____

_____

_____

Traten de recordar qué sucedió en su mente cuando estaban en esa situación que provocó ansiedad. Escriban esos pensamientos. Pueden preguntarse a sí mismos, ¿Qué significó para mí la situación? Si tuvieron más de un pensamiento, escríbanlos todos.

Pensamientos:

_____

_____

_____

Apunten la emoción que surgió con sus pensamientos. Podemos tener más de una emoción en una situación dada, así que siéntanse en libertad de escribir todos los sentimientos que experimentaron durante su evento.

Sentimiento:

_____

_____

_____

Anoten como respondieron a sus pensamientos acerca del evento.

_____

_____

_____

Conducta:

_____

_____

_____

Después de que hayan contestado las cuatro partes, observen la lista de las distorsiones cognitivas y escriban cualquiera que embone en sus pensamientos. Si creen que no hubo ninguna distorsión, podrían pedir a un amigo de confianza para obtener una segunda opinión. La negación es común en las distorsiones cognitivas.

Distorsiones Cognitivas:

_____

_____

_____

Si no observan ninguna distorsión, o creen que pueden justificar una distorsión, el siguiente ejercicio puede ayudar. Se denomina Revisión de la Evidencia. Estamos buscando validar nuestros pensamientos (control de la realidad).

Los pasos para realizar la Revisión de la Evidencia son:

- Identifique su pensamiento.
- ¿Hasta qué grado creen que este pensamiento es preciso? Asignen un porcentaje de 0 a 100.
- En una hoja de papel, registren toda la evidencia en la cual puedan pensar que indique que sus pensamientos son correctos.
- En otra hoja de papel, escriban toda la evidencia que haga saber que sus pensamientos son falsos.
- En este punto, a la luz de la nueva evidencia, es posible que quieran revaluar el grado en el que creen que su pensamiento es correcto. Si el porcentaje ha cambiado, anótenlo.
- Si creen que hay más pruebas de que el pensamiento es cierto, sigan con él.
- Por otro lado, si encuentran más evidencia de que su pensamiento es falso, consideren posibles pensamientos alternativos a su situación.

Veamos el ejemplo de mi hijo que llega tarde, de acuerdo al horario establecido.

A continuación, se presenta cómo se vería la Revisión de Evidencia.

- Pensamiento identificado: mi hijo está atrasado, tuvo un horrible accidente automovilístico, y está seriamente lastimado o muerto.
- Grado de convicción: 70 por ciento.
- Evidencia para el pensamiento: a veces escucho acerca de los adolescentes que mueren detrás del volante de un auto. Él ha estado manejando por menos de un año.

- Evidencia en contra del pensamiento: Mi hijo nunca ha tenido un accidente. Puede perder la noción del tiempo cuando está jugando videojuegos con sus amigos. A menudo olvida cargar su teléfono. Ha llegado tarde antes y ha tenido una disculpa razonable. Tiendo a catastrofizar y a sacar conclusiones apresuradas.
- Grado de revaluación de convicción: 15 por ciento
- Con más evidencia de que mi hijo no ha estado en un accidente automovilístico ni está seriamente lastimado, quiero considerar un patrón alternativo de pensamiento.

Es posible que no haya distorsiones para algunos pensamientos que producen ansiedad, pero es imperativo analizarlos si hubiera alguno.

Otra forma de evaluar nuestros pensamientos es usar Filipenses, 4. 8 como un punto de referencia. Dios nos dice que pensemos en todo lo que es verdadero, respetable, justo, puro, amable, admirable, excelente o merezca elogio. Si lo que estamos pensando no está en la lista, es probable que no merezca que pensemos en ello. Si están experimentando ansiedad, pregúntense si sus pensamientos son consistentes con al menos una de las características que se mencionaron anteriormente. Este versículo es una guía excelente para determinar si nuestro pensamiento es erróneo.

Paso tres: renovar

Después de que hemos analizado nuestros pensamientos, necesitamos renovar cualquier distorsión y proponer perspectivas alternativas que sean más realistas y posibles. La mejor manera de encontrar pensamientos alternativos, para explicar nuestra situación, es realizar una lluvia de ideas. Escriban cualquier cosa que venga a su mente. Renovar o reemplazar nuestros pensamientos ansiosos es mucho más efectivo que intentar borrarlos o evitarlos. Evitar la ansiedad, la aumenta. Intentar borrar los pensamientos terribles deja un vacío en el que otros pensamientos ansiosos competirán por nuestra atención.

Podría ayudar si se observa mi ejemplo previo, respecto a mi hijo llegando tarde. He determinado que mi hijo tiene cuarenta y cinco minutos de retraso, y siento una cantidad significativa de ansiedad. Creo que ha tenido un accidente automovilístico, y que podría estar seriamente lastimado. Estoy imaginando un choque automovilístico. He determinado que mis patrones de pensamiento para esta situación son erróneos. Estoy adelantando conclusiones y haciendo una catástrofe del evento. Tomo tres respiraciones lentas y profundas, utilizo relajación muscular par permanecer en calma y estimular mi corteza prefrontal, lo que me permitirá que lleve a cabo una lluvia de ideas efectiva, respecto a otras razones que mi hijo podría tener para estar atrasado.

Somos animados en las Escrituras a ser "transformados por la renovación" de nuestra mente (Romanos, 12. 2). Colosenses, 3. 2 nos dice que fijemos nuestras mentes "en las cosas de arriba, no en las de la tierra". Somos motivados a tener "una mente íntegra" (2 Pedro, 3. 1) y lo que es verdadero, noble, correcto, que es puro, amable, admirable, si es excelente o digno de alabanza —piensen en tales cosas" (Filipenses, 4. 8). Cuando pensamos en tales cosas, experimentaremos menos ansiedad. Recuerden, los pensamientos más frecuentes serán los más fuertes.

Mientras renuevo mi mente, con respecto a que mi hijo está atrasado, genero una lluvia de ideas de pensamientos alternativos más realistas. A continuación, se presentan algunas ideas.

Pensamientos Alternativos:
- Quizá tenía hambre y se detuvo en un algún autoservicio para comer algo.
- Quizá estaba muy divertido con sus amigos jugando videojuegos, y se le pasó el tiempo.
- Quizá no escuchó el teléfono, porque lo dejó en el carro o se quedó sin batería.

A medida que se le ocurren pensamientos alternativos, reemplace las imágenes negativas con positivas. Yo imaginé a mi hijo jugando videojuegos con sus amigos. Entonces lo vi yendo a su autoservicio favorito para comprar comida. Después de la lluvia de ideas, piensen en la evidencia para cada pensamiento alternativo. Encontrar evidencia de nuestros pensamientos, ayuda a mantener las distorsiones a raya. Enseguida, pregúntense si los pensamientos alternativos son más probables o realistas.

Por ejemplo, la evidencia para pensamientos alternativos:
- Mi hijo siempre tiene hambre y le gusta comer antes de irse a dormir.
- Cuando él está jugando videojuegos, rápidamente pierde la noción del tiempo.
- También puedo recordar que a veces olvida cargar su teléfono.

Mientras calmamos nuestros sentimientos de ansiedad, y nuestro cerebro pensante se activa, podemos ser capaces de desarrollar otras respuestas. Yo podría usar la *aplicación encuentra el teléfono* para localizar el teléfono de mi hijo, o podría esperar otros diez o quince minutos y llamar a algunos de sus amigos que podrían estar con él. Antes de que pasen los diez minutos, mi hijo entra por la puerta. Estaba con David, jugando Fortnite, y su teléfono se descargó. Él no pensó en usar el teléfono de su amigo para llamar. Entonces lo castigué por una semana.

Una vez que desarrollan pensamientos alternativos, que son más realistas y disminuyen su ansiedad, es posible que todavía tengan pensamientos ansiosos en su mente. Esto es normal. Sean intencionales para pensar, se me ocurrieron pensamientos alternativos sobre esta situación, y los creo, hasta que obtengo evidencia para refutar mis ideas nuevas y más tranquilizantes.

Practicar estos ejercicios mientras están en calma es muy importante. Practíquenlos una y otra vez. Mientras practiquen estas técnicas, *antes* de que suceda una situación que provoque ansiedad, mejorarán en su búsqueda de permanecer tranquilos. Eso es posible porque ya han pensado respuestas cognitivas alternas a sus circunstancias. Practique su respiración profunda. Practique los otros ejercicios, tales como meditación y atención plena (ver Sección III). Por supuesto que necesitarán estar ejercitándose con regularidad, y tener una alimentación saludable (ver Sección IV).

La mitad de la ecuación para la ansiedad, es creer que nuestra situación representa un riesgo mayor que el que tiene. La otra mitad, es asumir que contamos con menos recursos de los que en realidad tenemos. Aunque tenemos recursos internos y externos, no siempre creemos que podemos manejar una situación. La clave es saber que esos recursos están ahí. Nosotros tenemos diferentes fuerzas internas. Algunos de nosotros somos pacientes.

Otros son valientes. Podríamos ser buenos para manejar situaciones en ambientes urbanos, inteligentes, buenos para solucionar problemas, o físicamente fuertes. La lista es interminable.

Además de las fuerzas internas, tenemos recursos externos. Podemos aprender en internet, casi cualquier cosa. Tenemos familia y amigos que nos guían. La Palabra de Dios está ahí para darnos sabiduría. Consejeros, profesionales y miles de grandes textos están disponibles para ayudar en todas las áreas. Además de las Escrituras, uno de los recursos más valiosos que podemos tener es formar parte de la familia de la fe. La Palabra de Dios nos dice: "Alabado sea el Dios y Padre de nuestro Señor Jesucristo, Padre misericordioso y Dios de toda consolación, quien nos consuela en todas nuestras tribulaciones para que, con el mismo consuelo que hemos recibido de Dios, también nosotros podamos consolar a todos los que sufren." (2 Corintios, 1. 3-4). Tenemos un recurso en nuestro Dios Triuno y el cuerpo de creyentes. Hagan un inventario de sus recursos internos y externos. Escríbanlos en tarjetas y colóquenlos alrededor de la casa. Ustedes tienen más de lo que creen. Si necesitan ayuda, consulten a un amigo de confianza, un pastor, o un consejero.

Práctica:

¡Bien hecho! Han completado suficientes formularios en este capítulo. Continúen practicando estas técnicas.

Preguntas:

1. ¿Cuál fue su ejercicio favorito en este capítulo? ¿Por qué?

_____
_____
_____

2. ¿Cuál fue su ejercicio menos favorito? ¿Por qué? Discuta sus respuestas con alguien o escriba acerca de su experiencia.

_____
_____
_____

Capítulo 5.
¿Por qué pensamos así?

"El miedo no existe en ningún lado, excepto en la mente".
— Dale Carnegie

Cuando mi esposo, Patrick, y yo estábamos recién casados y discutíamos, mi esposo se iba de la casa. Se iba sólo por veinte minutos, pero yo me asustaba. Pensaba que estábamos al borde del divorcio. Cuando regresaba, yo le gritaba, "cómo te atreves a dejarme así". Él contestaba diciendo, "me fui para no decir algo de lo que tuviera que arrepentirme". Después de varias peleas dolorosas me daba cuenta de que el hecho de que mi esposo se fuera estaba detonando algo profundo en mi interior.

Verás, cuando yo era niña y mi mamá y papá discutían, mi papá se iba también. Sin embargo, él se iba por días, semanas, e incluso por meses, en una ocasión. Mis padres se separaron varias veces durante mi niñez y se divorciaron cuando yo tenía dieciséis años.[25]

Yo conectaba el hecho de que mi esposo se fuera con los recuerdos dolorosos de mi padre que me abandonaba. La realidad es que nuestras experiencias de vida tienen un impacto significativo en cómo pensamos. Nuestro pasado puede

---

25 Mis padres se casaron nuevamente varios años después.

distorsionar la forma en que pensamos hoy. Los eventos del pasado afectan la frecuencia en que utilizamos pensamiento distorsionado hacia qué distorsiones tendemos gravitar, y en qué grado las utilizamos.

Tomemos un momento para entender por qué pensamos de la manera que lo hacemos. Sí, vamos a hablar de nuestra niñez. Para algunas personas, éste es un tema difícil que podría crear diversas emociones, una de estas sería la ansiedad. Sin embargo, queremos controlar nuestros pensamientos y reducir nuestra ansiedad, así que tomemos el desafío. Si experimentan una significativa cantidad de ansiedad, utilicen las técnicas de relajación que les funcionen. (ver Sección III).

Principales creencias

"A veces, las cosas malas que nos suceden
nos colocan directamente rumbo a las
cosas más maravillosas que jamás nos sucederán".
— *Nicole Reed*

Entonces, ¿por qué pensamos de la forma que lo hacemos? Porque, en el caso del retraso de *mi hijo, pienso inmediatamente que debe haber tenido un accidente*. En lugar de pensar como mi esposo: *mi hijo no ha llegado, porque es un adolescente y pierde la noción del tiempo, y quiere llevar al límite las reglas que le imponemos*. La respuesta son nuestras creencias principales, que tienen un impacto significativo en nuestros pensamientos automáticos.

Los pensamientos automáticos son aquellos pensamientos que surgen en nuestra cabeza, sin ponderar la situación. Los pensamientos automáticos provienen de nuestra mente subconsciente. Éstos llegan a nuestra mente subconsciente porque forman parte de nuestra mente consciente tantas veces, hasta que se convierten en parte de lo que somos profundamente conectado en nuestros cerebros. Necesitamos entender que nuestra mente subconsciente es mucho más poderosa que nuestra mente consciente, por lo que tenemos que trabajar mucho para cambiar nuestros pensamientos automáticos. Cuando ensayamos y nos enfocamos de manera repetida, nuestros pensamientos automáticos se mueven de la mente consciente a la subconsciente.

La analogía de un árbol puede ser útil. La mente consciente conforma las partes del árbol que vemos sobre la tierra —el tronco, las ramas y las hojas—, representan nuestros pensamientos e imágenes que producen las palabras y conductas. La mente subconsciente es como la raíz que están nutriendo y apoyando al árbol de manera continua. Una vez que los pensamientos están en la mente subconsciente, empiezan a alimentar la mente consciente.

Nuestros pensamientos se basan en nuestras creencias principales, y éstas se basan en nuestras experiencias de vida. Cómo respondimos a nuestras experiencias de vida cuando niños, se conectan profundamente en nuestros cerebros. Por lo tanto, estas respuestas o neuro vías se convierten en respuestas automáticas.

Las creencias principales se basan en lo que creemos respecto a nosotros mismos, de otras personas, la vida y de Dios. Por lo general, nos aferramos firmemente a nuestras creencias fundamentales, pero eso no significa que sean siempre precisas o útiles. Debemos examinar y desafiar las principales creencias que no están en nuestro mejor interés. A medida que comprendamos nuestras creencias fundamentales, sabremos por qué tenemos los pensamientos que tenemos. Cuando tenemos ideas automáticas que son irracionales y destructivas, por lo general vienen de nuestras creencias principales que son irracionales y destructivas. A medida que cambiamos las creencias centrales que son destructivas, y creamos otras más realistas y precisas, nuestros pensamientos también evolucionarán y se distorsionarán menos. Entre más realistas sean nuestros pensamientos, menos ansiedad experimentaremos. Permítanme decir esto de nuevo: Cuanto más realistas sean nuestros pensamientos, menos ansiedad experimentaremos.

Una forma de descubrir nuestras creencias principales es preguntarnos a nosotros mismos algunas preguntas de la vida real. A continuación, se presentan sólo algunas preguntas que podrían ser de utilidad.

- ¿Qué escuché con frecuencia a medida que crecía?
- ¿Cómo me percibo a mí mismo y a los otros?
- ¿Qué aprendí para ser sensible a (las críticas de mi mamá, a la incapacidad para escuchar, de mi papá)?
- ¿Cuál era el mensaje que recibí acerca de la sexualidad?
- ¿Qué creía acerca de Dios cuando era niño, y qué creo ahora?
- ¿Veo a Dios más como juez o como un padre amoroso?

- ¿Cuáles son mis pensamientos sobre la confianza, la bondad, la vida y la muerte?
- ¿Qué fue lo que más necesité y no recibí de mis padres?

Reflexionen en las preguntas que tocan algo en ustedes. Identificar las creencias principales lleva tiempo, así que sean pacientes consigo mismos. Mientras trabajan este proceso, encontrarán que algunas de éstas seguirán igual, otras cambiarán radicalmente, algunas se modificarán y otras incluso serán completamente nuevas. A continuación, unos cuantos ejemplos de creencias principales.

- Soy antipático.
- Soy adorable.
- Soy estúpido.
- La vida es escalofriante.
- La gente me lastimará.
- Dios es amor.
- La gente suele estar segura.
- Dios está enojado conmigo.
- No soy suficientemente bueno.
- Si cometo algún error, seré rechazado.
- No puedo confiar en nadie.
- Nadie me ve.
- Soy desagradable.
- Soy perdonado.

Eric Greitens, miembro retirado de las fuerzas navales armadas de combate de mar, aire y tierra (Seal, por sus siglas en inglés), comenta acerca de nuestras filosofías en su libro *Resiliencia: sabiduría difícil, ganada con esfuerzo para vivir una vida mejor* el término *filosofías*, del mismo modo que yo utilizo *creencias principales*. Leamos lo que tiene que decir acerca de este tema: "Aprendemos mucho acerca de las filosofías en las que estamos viviendo, si las deletreamos. Filosofías ridículas, filosofías deshonestas, las filosofías destructivas tienen su control más fuerte sobre nosotros cuando son invisibles. Entonces hay filosofías que funcionan y producen lo que se supone que deben producir: verdadera felicidad. Thoreau dijo que las mejores filosofías 'resuelven algunos de los problemas de la vida, no sólo de manera teórica, sino también práctica'. Podemos decir que una filosofía está funcionando, él dijo, si produce 'una vida de simplicidad, independencia, magnanimidad, y confianza'. La pregunta es: ¿están conscientes de la filosofía que ustedes tienen —suposiciones, creencias e ideas que se suman para dar forma a su vida—? ¿Pueden estar expuestas a la luz del día?".[26]

Éstas son grandes preguntas. A medida que determinan sus creencias fundamentales y las exponen a la luz del día, comprueben si producen la salud espiritual, mental y física que ustedes desean.

Todos abandonamos nuestras infancias con heridas emocionales. Si creen que ustedes podrían ser la excepción, ustedes no sólo tienen heridas de la niñez, sino que también pueden estar en negación. Digo eso con mucho amor. Es fundamental entender que las heridas que recibimos en la infancia se filtran a través de la mente de un niño, lo que crea una cosmovisión que nos acompaña hasta la edad adulta. Piensen en ello. Las creencias principales de las experiencias de nuestra niñez se convierten en una parte de nuestra vida adulta, y de manera significativa afectan nuestra forma de pensar y actuar. ¿No tiene sentido que examinemos estas creencias con el filtro de nuestra mente adulta? Si no lo hacemos así, es como si tuviéramos una computadora de 20 años de antigüedad y nunca le actualizáramos el software. Consideren lo que dice 1, Corintios 13. 11: "Cuando yo era niño, hablaba como niño, pensaba como niño, razonaba como niño; cuando llegué a ser adulto, dejé atrás las cosas de niño". Uno de los grandes beneficios de madurar es la sabiduría que viene con la edad. Usen su conocimiento para crecer y madurar su corazón y su mente.

Cuando eran niños, tuvieron algunas experiencias de vida desafiantes y desarrollaron estrategias para enfrentar y lidiar con ellas. Para algunos, estos desafíos sucedieron regularmente (abuso, palabras ásperas, expectativas muy altas, descuido). Cuando respondíamos a estas experiencias, desarrollábamos habilidades limitadas e infantiles para enfrentarlas. Como niños, no tenemos muchas opciones para enfrentar cuando somos lastimados, especialmente heridas traumáticas, entonces respondemos a estas experiencias para adaptarnos a nuestro temperamento, lo que nos ayuda a proteger nuestros corazones y

---

[26] Eric Greitens, *Resiliencia: sabiduría difícil, ganada con esfuerzo para vivir una vida mejor*, New York, NY, First Mariner Books, 2015, 320 pp.

posiblemente, incluso, a sobrevivir. Una forma común de hacer frente, siendo niños, es siendo buenos. Estos niños piensan: "Si soy suficientemente bueno, mis padres no harán eso otra vez o mis amigos no se burlarán de mí". Otra respuesta frecuente cuando los niños son rebeldes y enojones es: "Si soy malo o muestro enojo, las personas se mantendrán lejos" (retirarse es otra estrategia que muchos niños utilizan) o "Si permanezco invisible, nadie me verá, y, entonces, no me lastimarán". Muchos de nosotros enfrentamos la vida siendo ansiosos: "Si me preocupo por lo que podría pasar, no me desilusionaré o asustaré si sucede". Por supuesto que hay muchas otras habilidades para enfrentar desafíos que desarrollamos como niños. ¿Ustedes que hicieron?

La realidad es que nuestras heridas de la infancia se activan en la edad adulta. Este disparador hace que volvamos a nuestro estilo de afrontamiento de la infancia. Piensen en la última vez que discutieron con alguien amado: ¿Cómo respondieron?, ¿se retiraron?, ¿se enojaron y atacaron? o ¿se hicieron los mártires? Muchas veces hacemos lo mismo que cuando había un conflicto en casa en la niñez, aunque a veces hacemos lo contrario. Por ejemplo, si había una gran discusión en su casa, cuando eran niños, y se escondían en su recámara, su respuesta a un conflicto como adulto podría ser una retirada. O ustedes podrían llegar a ser combativos, porque decidieron que no se dejarían intimidar, como cuando eran niños.

Aun con todo el trabajo que he realizado, a veces vuelvo a retirarme. Hace unos años, me enojé con mi hijo adolescente. Al día siguiente, todavía estaba callada con él, por lo que él me dijo: "¿No me vas a hablar? Eso es tan inmaduro". ¡Uff!, tenía razón. Debo luchar contra mi estilo infantil de confrontar.

En otro tema, quiero mencionar que podemos desarrollar una alta tolerancia hacia las conductas hirientes de otros. Por ejemplo, si tuvieron un padre abusivo, entonces pueden tolerar un novio, esposo o amigo abusivo. Muchos de nosotros, cuando vemos esto en alguien más, nos espantamos. Sin embargo, todos somos vulnerables a esto, porque tendemos a revivir nuestros pasados, de alguna forma —otra razón por la que necesitamos actualizar nuestro software mental.

Las buenas noticias son que podemos aprender, como adultos, nuevas habilidades. Aprender a responder a los factores estresantes con un comportamiento adulto, actualizado, nos permitirá sentirnos más empoderados, reforzando el cambio.

Práctica

Escriban cualquier creencia fundamental de las que están conscientes y piensen de dónde vienen.

_____
_____
_____

Preguntas:

1. ¿Cómo fue pensar en experiencias desafiantes de la infancia? ¿Qué emociones surgieron?

_____
_____
_____

2. ¿Qué experiencias de la infancia surgieron? Platiquen con alguien acerca de su experiencia o escriban acerca de ello.

_____
_____
_____

Capítulo 6.
Determinar nuestras creencias principales

*"Todas las personas pasan de la niñez a la edad adulta
con lo que otros piensan de ellos, sin cuestionarlo.
Tomamos como verdad
todo lo que nuestros padres y otras personas influyentes
han dicho sobre nosotros durante nuestra infancia.
Ya sea que estos mensajes se comuniquen
verbal, físicamente, o en silencio".*
— Hayward Bruce Ewart III

"Oh, no, no otra vez. Durante la clase de Educación Física, ¿por qué siempre tenemos que jugar *balón prisionero*? Detesto jugar *balón prisionero*.

La maestra nos dice que nos formemos en una línea. Selecciona dos capitanes, uno para cada equipo. Les dice que elijan sus equipos, un compañero de secundaria a la vez. Empiezo a sudar. Estoy pensando: "Por favor, no me elijan al final. ¿Puede haber una sola vez en la que me elijan penúltima?".

Escucho que mencionan todos los nombres de mis compañeros de clase, uno detrás de otro. Quedamos tres niñas y un niño. Mi corazón está acelerado, y sólo quiero esconderme detrás del módulo. ¿No puede la maestra darse cuenta qué desagradable es esto para nosotros, los que seguimos todavía en la fila? Llaman a Joey. Entonces escucho el nombre de Lisa. Solo quedamos dos. Oro. Escucho el nombre de mi amiga Kami. ¡Ay!, el capitán que tiene ahora que escogerme le dice al otro capitán, "puedes quedarte con las dos".

Estoy desolada. Pero lo peor está por venir. Todavía tengo que jugar ese estúpido juego. Intento encontrar al niño más grande para esconderme detrás de él. Como estoy corriendo, me golpean con la gran pelota roja detrás de mis piernas. Caigo al piso, raspando mis rodillas. Estoy sangrando, pero la herida interior es mucho más fuerte que el dolor que siento en mis rodillas. Me siento como la peor de las perdedoras.

Identificar nuestras creencias principales puede ser desafiante porque no están necesariamente en primer lugar en nuestra mente. Algunas están muy en lo profundo de nuestro ser y provienen de las experiencias de la temprana infancia, y puede que ni siquiera las recordemos. Impresionante, ¿verdad? Otras son más obvias. Algunas son dolorosas, otras nos proporcionan gozo. Algunas son increíblemente tóxicas, y otras nos han influido para que seamos buenas personas. Algunas nos han llevado al conocimiento salvador de Jesucristo, y otras han afectado nuestro caminar con Dios, de tal manera que ha sido desafiante confiar en Él y creer en Su palabra.

Para darles una idea de cómo son, a continuación, algunas de mis creencias principales. He desafiado algunos de mis creencias principales y cambiado otras. Hay algunas con las que todavía batallo. Aprecio algunas de ellas. Una de mis creencias principales es "soy intensamente amada". Yo sabía, durante toda mi niñez y hasta la edad adulta, que mi mamá me amaba. Nunca lo cuestioné, ni siquiera en la adolescencia. Esta creencia principal, de saber que soy amada, ha sido una gran bendición. Otra de mis creencias principales es "las cosas malas pueden suceder en mi vida". Revisé esta creencia central pero aún lucho contra ella, aunque en menor grado. Creo que mi tendencia a catastrofizar se origina en esta creencia. La tercera creencia principal que quiero compartir y que desarrollé en la edad adulta es: "Dios trabaja para el bien de quienes lo aman, y han sido llamados conforme a su propósito (Romanos, 8. 28).

Cinco días antes de que naciera mi primer hijo, el hijo de mi hermano Darren, Dillon, nació con síndrome de Down. Mi familia estaba devastada. Tres años después, Darren tuvo a su segundo hijo, Garrett, que también nació con síndrome de Down. Otra vez, la familia se afligió. En el momento de nuestro dolor, no teníamos idea del gozo y la alegría que Dillon y Garret traerían a nuestras vidas. A través de los años, ellos nos han enseñado mucho: cómo es el amor puro, cómo disfrutar su cumpleaños de verdad y cómo vivir el momento presente a plenitud. A veces, en nuestras tristezas más grandes, encontramos los regalos más grandes de parte de Dios. En efecto, Dios hace que todas las cosas funcionen para bien.

Dios ha usado para su gloria los desafíos que he enfrentado. Debido a esta creencia primordial, soy más capaz de confiar en Dios en los tiempos difíciles. Dios ha usado mis pruebas para moldearme a Su imagen.

La última de mis creencias primordiales que quiero compartir es "soy descoordinada". Por eso la historia al inicio de este capítulo. Tengo dos hermanos y una hermana que eran atletas talentosos. Ellos hacían el equipo de estrellas en todos los deportes que jugaban. Por otra parte, yo le suplicaba a mi mamá que me permitiera faltar a todos los deportes. Jugué softball durante varios años, y cada año jugaba dos entradas en el campo correcto, y nunca anoté una carrera. Mi mamá dirigió mi equipo de futbol soccer durante un año —creo que para que yo pudiera jugar en un juego—. Marqué un gol, pero al equipo contrario. Mis hermanos se burlan de mí por eso, hasta el día de hoy.

Hace algunos años, tuvimos una fiesta por el cumpleaños de mamá. Mis hermanos y yo nos colocamos enfrente del enorme grupo de asistentes para decir algo amable de mi mamá. Cuando mi hermano David se puso de pie, dijo: "Mamá, que maravilloso que tuviste cuatro, es decir, tres atletas y medio, y que hayas ido a todos los juegos". ¡Eso era todo! Yo estaba dispuesta a demostrarle a mi familia que yo podría ser atleta. Empecé a correr, a hacer triatlón. Empecé a ser una atleta. Incluso, atravesé Iowa en bicicleta, con mi hermana, lo que eran 525 millas en siete días. Sólo una nota al margen: no lo volveré a hacer jamás. Después del viaje, no pude sentarme por una semana.

Rompí la creencia principal de que era descoordinada. Lo confieso, choqué en mi bicicleta y terminé en urgencias. Me torcí el tobillo y me corté mis rodillas, pero puedo decirme a mí misma y a mis hermanos: "Soy una atleta".

Mientras reflexiono sobre algunas de mis creencias importantes, estoy más capacitada para entender porque tengo ciertos pensamientos automáticos que generan ansiedad. La creencia principal "pueden pasar cosas malas" se revela a menudo en mis pensamientos automáticos. Sabemos que las cosas malas pasan. Sólo escuchen las noticias. Todos los días suceden cosas horribles alrededor del mundo. Sin embargo, tiendo a maximizar la posibilidad de que sucedan cosas malas en mi vida. A menudo, mi primera respuesta a algo es pensar en el peor escenario. El papá de mi esposo murió a una temprana edad por un ataque masivo al corazón. Cuando mi esposo y yo nos casamos, pensé que probablemente yo sería una viuda joven. Cada vez que mi esposo estaba enfermo, yo pensaba que podría tener un ataque al corazón. Me preocupaba mucho. Me sorprende que yo no le haya dado un ataque al corazón muchos años después. Otro pensamiento que tenía cada vez que me dolía la cabeza era que tenía un tumor cerebral. ¿Les suena conocido?

Utilizo muchas de las técnicas que hemos discutido cuando empiezo a sentirme ansiosa por mi salud o la de algunos de mis seres queridos. Mientras examinamos nuestras creencias primordiales, puede ser útil entender en dónde se originaron esas creencias. Antes de que podamos determinar si una creencia importante es práctica y real, o falsa y destructiva tenemos que saber cuál es nuestra creencia principal.

Tengo que pensar por qué creía que sucederían cosas malas. Al principio, no estaba segura por qué sentía tan fuertemente esa convicción. Entonces recordé mi juventud, cuando nuestros vecinos de enseguida murieron en un accidente automovilístico. ¡Qué tragedia! Cinco niños se quedaron sin sus padres. Eso sacudió mi mundo. Años más tarde, el papá del mejor amigo de mis hermanos murió de un ataque al corazón. El chico tenía diez años de edad, y ahora estaba sin su padre. Él se quedó con nosotros por mucho tiempo en esa época, yo recuerdo su increíble dolor. Las cosas malas suceden, y si no podemos hablar de ellas y entenderlas, especialmente cuando somos niños, el trauma puede distorsionar nuestros pensamientos y volverse más grande que la vida, descomunal.

Técnica de flecha vertical

Determinar nuestras creencias principales lleva tiempo y paciencia. Sean generosos con ustedes mismos cuando trabajen en este proceso. El Dr. David Burns menciona una técnica que es muy útil cuando empecé a explorar mis creencias principales. El la llama Técnica de la flecha vertical en *El manual de ejercicios para sentirse bien*.[27]

A medida que diseccionamos nuestros pensamientos automáticos, es útil intentar descifrar que creencias principales están detrás de esos pensamientos. En la Técnica de la flecha vertical, trabajamos el pensamiento negativo para ver hacia dónde nos conduce, usualmente nos dirige a nuestra creencia primordial que está detrás del mismo. Primero, escriban su pensamiento automático y enseguida del mismo pongan una flecha (>). Cada > representa la pregunta: Si ese pensamiento fuera verdad, ¿porque me molestaría? Esta pregunta nos llevará a otro pensamiento negativo, y a otro. Cada vez que contesten la pregunta, escríbanla y formulen otra > para representar la pregunta: Si ese pensamiento fuera verdad, ¿por qué me molestaría? Continúen con este proceso del pensamiento hasta que hayan agotado la línea de preguntas. Después de que hayan generado tantos pensamientos como puedan y continúen obteniendo la misma respuesta, evalúen los pensamientos negativos y pregúntense, ¿qué me dicen estos pensamientos negativos acerca de mi sistema de valores? ¿Cuáles son mis suposiciones subyacentes acerca de mí mismo y de los demás?

Permítanme darles un modelo. Reemplacen la > con lo siguiente: "Si este pensamiento fuera verdad, ¿porque me molestaría?". Aquí tienen un ejemplo simplificado, el pensamiento automático es:

> (1) Si mi hija no obtiene 100 en sus calificaciones, no irá a una buena universidad.
> (2) Si ella no va a una buena universidad, quiere decir que no la crie bien.
> (3) Si no la crie bien, soy una mala madre.
> (4) Si soy una mala madre, todos me rechazarán.

---

[27] David Burns, M.D., *El manual de ejercicios para sentirse bien*, New York, NY., Penguin Group, 1999, 640 pp.

La creencia principal aquí parte de que "mi valor y aceptación se basan en el desempeño de mis hijos". Hagamos eso de nuevo. Usaré el ejemplo que una de mis amigas utilizó. Su amiga tenía cáncer, y ella se estaba sintiendo muy ansiosa por ello. El pensamiento automático fue: "Tengo miedo porque mi amiga tiene cáncer". Entonces yo le pregunté que "si este pensamiento fuera cierto, ¿por qué sería tan terrible para ti?". La respuesta a la pregunta o el siguiente pensamiento automático fue que "ella enfermaría y moriría".

> Me sentiría deprimida.
> Cuando me siento deprimida, no quiero hacer nada.
> Aburriría a los demás.
> Las personas no me amarían.

La creencia principal para este pensamiento automático es "las personas no me amarían si yo estuviera triste". Usted descubrirá, después de hacer esto con varios pensamientos automáticos, que empezará a notar un patrón. Habrá un tema en sus creencias (por ejemplo, las personas no me aceptarán).

Cuando esté consciente de una de sus creencias principales, escríbalo y pregúntese si es una creencia razonable, saludable o inadecuada y destructiva. La siguiente afirmación "si me siento triste, las personas no me amarán", ¿parece constructiva? ¿Esta creencia principal es saludable y benéfica? ¿Puede mencionar ejemplos de su vida en donde esto no sea verdad? En el ejemplo previo, la creencia principal "mi valor y aceptación se basan en el desempeño de mi hija" puede preguntársela a sí mismo: "¿el desempeño de mi hija es un verdadero reflejo de mi valor?", "¿es posible que, para ella, como ser individual, sacar calificaciones sobresalientes no sea su principal prioridad?". Incluso, "¿es capaz de obtener calificaciones sobresalientes?", "¿este aspecto es fundamental para su esquema de pensamiento?" y "¿tendrá importancia este aspecto en diez años? ¿Necesito desafiar esta creencia principal?".

Ventajas y desventajas de las creencias principales

Si no está seguro que es necesario abandonar o cambiar una creencia principal, puede ser de ayuda que escriba las ventajas y desventajas de su creencia principal. Elabore una lista de los beneficios al lado izquierdo de una hoja de papel y las dificultades en el lado derecho. A continuación, un ejemplo de las ventajas y desventajas de mi creencia principal: "Es muy probable que sucedan cosas malas".

Ventajas	Desventajas
• Me preparo para lo peor.	• No me sorprenderé tanto cuando suceda lo peor.
• Nunca estoy en el presente.	• Estoy dañando mi cuerpo al preocuparme todo el tiempo.
	• Daño mis relaciones al mostrarme negativa.
	• Creo un ambiente de ansiedad para mis niños.
	• Es difícil tener el gozo del Señor.

Análisis de los efectos de una creencia principal

Creencia principal que se ha identificado:

_____
_____
_____
_____
_____
_____

Ventajas de continuar con esta creencia	Desventajas de continuar con esta creencia

Creencia principal que se ha analizado

_____

_____

_____

Después de haber analizado las ventajas y desventajas de la creencia primordial, y encontrar más desventajas, pregúntese: "¿Me beneficiaría al revisar esta creencia primordial, para que sea más razonable o saludable?". Si va a hacer cambios, escriba que la creencia alternativa es esencial. Por ejemplo, la creencia primordial que suponía que era muy probable que sucedieran cosas terribles, no me estaba ayudando, era equivocada. Revisé cognitivamente cómo veía los eventos futuros de la vida. No tenía que dar por sentado que algo terrible iba a suceder. Mi creencia revisada o alternativa es: "Las cosas malas suceden en esta tierra, pero suceden más cosas buenas, y todas las cosas suceden para mi bien, porque amo a Dios". Preocuparme por el futuro no cambia el futuro. Sólo daña mi mente y mi cuerpo.

Cada vez que tengo pensamientos automáticos respecto a la creencia principal anterior, recuerdo mi decisión de cambiarla. Ya que escribí mi creencia principal, puedo acudir a mi diario y leer repetidamente la nueva versión. Efesios, 4. 22-24 nos dice que nos deshagamos de lo antiguo y nos vistamos de lo nuevo. Necesitamos reemplazar los patrones antiguos de pensamiento y reemplazarlos con nuevos. Si nos deshacemos de una creencia primordial, pero no la reemplazamos con una nueva más saludable, entonces habrá un vacío que facilitará que los pensamientos antiguos nos ataquen. Controlar cada pensamiento es una una acción de día a día, momento a momento, eligiendo de manera continua.

Debemos continuar practicando el pensamiento saludable. Sea paciente consigo mismo. Cambiar creencias primordiales es desafiante. Permítase trabajar este proceso con paciencia. Es necesario atacar nuestros patrones antiguos y crear nuevos.

Práctica

Ha completado suficientes prácticas en este capítulo. Bien hecho.

Preguntas

1. ¿Cuál fue su experiencia al explorar su creencia principal?

___

___

___

2. ¿Encontró alguna creencia principal que necesita ser reemplazada o cambiada? Si es así, ¿siente alivio o preocupación por los cambios?

___

___

___

Capítulo 7.
Memorias

"En ocasiones me siento ansiosa, porque no estoy ansiosa.
Lo que significa que olvidé aquello por lo que se
suponía debía estar ansiosa en primer lugar,
y eso me provoca ansiedad".
— *Nanea Hoffman*

Estoy cuidando a dos niñas pequeñas, y ellas duermen profundamente. Tengo catorce años, y mis amigas recién habían visto la versión de 1979 de la película *Cuando un extraño llama*. Me rehusé a verla porque detesto las películas de miedo. Sin embargo, mis amigas no habían dejado de hablar acerca de la misma y lo atemorizante que era. Mientras estaba cuidando a las niñas, estuve recordando lo que mis amigas habían dicho del asesino en el filme. Él había llamado a la niñera desde el interior de la casa, amenazando con matarla a ella y a los niños.

Creí escuchar un ruido en el segundo piso de la casa, en donde las niñas estaban durmiendo. Estaba tan asustada que difícilmente podía respirar. El temor me paralizó, llamé a mi mamá y le dije que creía que había alguien en la casa, que se apurara. Por supuesto, no había ningún asesino en la casa. Mi mamá me conocía lo suficientemente bien para saber que mi imaginación había superado sus límites. Después de esa noche en la que me llenó el temor, no cuidé niños por meses.

Durante mi investigación sobre la ansiedad, leí un gran libro, *Anatomía del Alma: conexiones sorprendentes entre la neurociencia y las prácticas espirituales que pueden transformar su vida y sus relaciones* por el Dr. Curt Thompson. El

Dr. Thompson realiza un excelente trabajo en lo referente a la neurociencia y las prácticas espirituales. Él motiva a sus lectores, señalando que podemos cambiar la manera en que recordamos nuestro pasado. El subraya: "Sin importar qué tan firmes estén su pensamiento o conducta, las investigaciones nos dicen que puede hacer cambios significativos en la forma que recuerda su pasado. La manera que vivió el trato de sus padres. En otras palabras, aunque no pueda cambiar los eventos de su historia, puede cambiar la forma en que experimenta su historia".[28] Entonces, ¿cómo experimentamos nuestro pasado o lo interpretamos de manera distinta? Una forma es reestructurar el significado de las experiencias previas. Otra manera de expresar esto es, reencuadrar nuestros recuerdos de la niñez utilizando nuestras mentes de adultos.

Por ejemplo, yo crecí con un padre alcohólico. Cuando era niña, yo pensaba que, si era buena, podría hacer que mi padre dejara de tomar y que estuviera más en casa. Mi cerebro de niña pensó que yo tenía control sobre el alcoholismo de mi padre. Eso no era verdad. De ninguna manera un niño es responsable de las conductas inapropiadas de sus padres. En mi experiencia con el alcoholismo de mi padre, me culpaba a mí misma. Cuando crecí, tuve que preguntarme: "¿Había alguna otra posible explicación para la conducta de mi padre?". Se me ocurrieron algunas teorías y las probé. Primero, me di cuenta de que mi padre bebía porque él era un alcohólico, y sin importar cómo me portara, el tomaría. Esto se confirmó porque continuó bebiendo después de que yo me fui. Otra teoría que se me ocurrió fue que mi papá bebía porque estaba en bancarrota debido al alcoholismo de sus propios padres. Ambas teorías eran probables y posibles. Pude platicar con mi papá sobre su alcoholismo. Actualmente está sobrio, y me aseguró que el alcoholismo no tenía nada que ver conmigo ni con nadie más, sino que era 100 por ciento su responsabilidad. Por lo tanto, al reestructurar mi patrón del pensamiento acerca del alcoholismo de mi padre, pude experimentar mi pasado de manera distinta. Haciendo esto, perdoné a mi papá y arreglé nuestra relación. Y lo más importante, que ya no llevo ninguna carga por el alcoholismo de mi papá. Somos muy cercanos, y disfruto verlo como un abuelo disponible para mis hijos.

---

28 Thompson, Curt *Anatomía del Alma: conexiones sorprendentes entre la neurociencia y las prácticas espirituales que pueden transformar su vida y sus relaciones,* Tyndale, Carrollton, TX, 2010, 304 pp.

Me doy cuenta de que muchas de nuestras historias son mucho más traumáticas que aquellas por las que pasé. Muchos de ustedes no tendrán la oportunidad de enmendar sus relaciones, como yo. Los animo para que vean su pasado y analicen si pueden encontrar nuevas maneras de entender algunas de sus experiencias dolorosas. De ninguna manera estoy diciendo que minimicen esos eventos, en lugar de eso les pido reflexionar lo siguiente: ¿pueden encontrar formas de reconsiderarlos? Si su mamá era abusiva o adicta, o su abuelo los acosó y ustedes piensan que de alguna manera merecían ese trato, o que eran en cierta forma responsables de su conducta, entonces pregúntense: "¿Es posible que la manera en que fui tratado, no tuviera nada que ver conmigo?", "¿la persona que me lastimó estaba enferma, en bancarrota, o quizá simplemente era malvado?". Si ustedes no lo ocasionaron, no son responsables.

Como mencioné anteriormente, mi suegro murió de un ataque al corazón cuando mi esposo tenía once años. Patrick es el más joven de ocho hijos, todos estaban en unas vacaciones de esquí cuando su padre, que sólo tenía cincuenta y un años, colapsó en la pista de esquí. Después de que lo bajaron de la montaña, Patrick corrió a abrazar a su papá. Su vida cambió para siempre ese día. No creyó que era su culpa que su papá muriera, pero odiaba que Dios lo hubiera permitido. El cargó su odio por mucho tiempo. Patrick no podía entender cómo Dios quisiera a su papá en el cielo, más de lo que Patrick necesitaba a su papá en la tierra. Desafortunadamente, él llevó ese odio a sus años de adolescencia y juventud, usando drogas y tomando decisiones terribles. Lo que Patrick necesitaba era procesar su trauma y su pérdida. Por supuesto, aunque el pudiera haber procesado su pérdida en ese tiempo, de cualquier forma, se habría afligido profundamente por su padre e incluso habría pasado por algunos momentos difíciles en la adolescencia. Además, para un chico de once años, reconsiderar su pérdida hubiera sido todo un reto. No obstante, cuando nuestras mentes se desarrollan completamente, y maduran emocional y psicológicamente, podemos revisar nuestras experiencias del pasado. Eso es lo que Patrick tuvo que hacer para convertirse en una persona más amorosa y compasiva. Me tomó mucho trabajo arduo. Ahora, en lugar de ver la muerte de su padre como un acto malvado de Dios, puede ver la muerte de su padre como una tragedia en su vida, lo que fue parte de un tapiz de la gracia, redención y amor de Dios.

Es posible que se cuestione ¿en qué consistió el arduo trabajo? Le tomó años de meditar en la Palabra de Dios para conocerlo de manera íntima, memorizar versículos que describían quién es Él y quien es Patrick a sus ojos. Le llevó a atravesar el proceso de duelo con un consejero y contar la historia más de una vez. Dejar ir su enojo hacia Dios y reconsiderar su experiencia fue una gran parte de su proceso de sanidad. Después de que Patrick leyó el párrafo anterior, quería que añadiera que lo ayudó tener una esposa amorosa, compasiva e increíble, que además resulta ser psicóloga (yo añadí la parte increíble).

Lo que estoy tratando de decir, lo expone perfectamente el Dr. Daniel Siegel en su libro *Tormenta cerebral: el poder y propósito del cerebro adolescente*: "La investigación es bastante clara. Cuando le damos sentido a los eventos en nuestras vidas que no tenían sentido, la mente puede llegar a ser coherente, nuestras relaciones más gratificantes y nuestros cerebros funcionan en una manera más integrada".[29]

Viktor Frankl fue un neurólogo y psiquiatra austriaco, y sobreviviente del Holocausto que escribió uno de mis libros favoritos de siempre: *El hombre en busca de sentido*, en el cual registra sus experiencias como prisionero en un campo de concentración. Su vivencia lo llevó a descubrir la importancia de encontrar significado en todas las circunstancias. Frankl creía que, aun en las peores condiciones de sufrimiento, podemos elegir cómo responder a la experiencia. Podemos encontrar sentido en cada situación. Frankl escribió: "Es cuestión de la actitud que uno tiene hacia los retos de la vida y las oportunidades, tanto grandes como pequeñas. Una actitud positiva capacita a una persona para soportar el sufrimiento y la decepción, tanto como para aumentar el regocijo y la satisfacción. Una actitud negativa intensifica el dolor y profundiza la decepción, socava y disminuye el placer, la felicidad y la satisfacción; puede incluso llevar hacia la depresión o la enfermedad física".[30]

---

[29] Soegel, Daniel J., *Tormenta cerebral: poder y propósito del cerebro adolescente*, Penguin Group, New York, NY, 2013, 349 pp.

[30] Frankl, Viktor E., *El hombre en busca de sentido*, Beason Press, Boston, MA, 2006, 162 pp.

Memoria implícita vs. memoria explícita

*"A veces nunca conocerás el valor de un
momento, hasta que se convierte en un recuerdo".*
— Dr. Seuss

Hay dos clases de memoria: implícita y explícita. Los recuerdos implícitos están implícitos, no explícitamente recordados. La habilidad para integrar recuerdos implícitos en nuestro cerebro está presente desde el nacimiento. Es lo que codificamos en nuestras mentes durante el aprendizaje y las experiencias subconscientes. Por ejemplo, como bebés, no codificamos experiencias que podemos recordar específicamente. Sin embargo, integraremos las emociones, el toque, el vínculo, el cuidado que recibimos, los cuales se adherirán al sistema límbico de nuestro cerebro (centro emocional), y esas experiencias se convierten en recuerdos implícitos. A menudo, nosotros pensamos que los bebés y los niños pequeños no se acuerdan de lo que les pasó, pero eso no es verdad. Puede que ellos no tengan presente eventos específicos, pero sí tendrán un recuerdo de si fueron o no amados. Por ejemplo, un bebé que no fue alimentado cuando tenía hambre, no recordará tener hambre, pero sí tendrá una respuesta emocional, ya que no fue satisfecha su necesidad cuando lloró. Si el descuido continuó, podría no desarrollar ningún lazo con su cuidador, lo que a su vez lo afectará el resto de su vida.

A continuación, el ejemplo de una mujer con quien trabajé, y que no recordaba un evento específico, pero tenía una reacción emocional cada vez que tocaba agua caliente. No fue hasta que más tarde en su vida se acercó a su madre para hablar al respecto y le contó una historia de cuando era bebé acerca de su padrastro, quien al regañarla la ponía en agua caliente para castigarla. La revelación también explicó algunos temores que tenía. No recordaba completamente esta experiencia horrible, pero estaba reaccionando a esta respuesta emocional de su memoria implícita, con temor al agua caliente. Incluso después de que nuestra memoria explícita se ha desarrollado, las experiencias traumáticas pueden estar codificadas en nuestros cerebros como recuerdos implícitos. A veces cuando pasamos por algo traumático, nuestra mente en un sentido se apaga, y nuestra atención consciente se aleja de lo que está sucediendo. La disociación puede ser una respuesta automática que nuestros cerebros utilizan para permitirnos sobrevivir psicológicamente a un trauma.

Las memorias implícitas suceden a través de nuestras vidas, no sólo en nuestros primeros años, antes de que se desarrollen los recuerdos explícitos. Cuando experimentamos algo a lo que no estamos prestando atención, esa experiencia puede ser codificada como un recuerdo implícito. Si una persona maneja a casa del trabajo, pero no recuerda toda la ruta, estaba en piloto automático, utilizando su memoria implícita para llegar a casa.

Otra forma en la que trabaja la memoria implícita es cuando respondemos a una situación, pero no estamos seguros por qué respondimos de esa manera. Tenga en cuenta que, cuando sobreactuamos en el presente, algo de nuestro pasado generalmente se ha disparado. Por ejemplo, recuerda la historia que conté cuando mi esposo y yo discutimos y él se fue. Me llevó un rato darme cuenta por qué me afectaba cuando él hacía esto. Se debía a los recuerdos explícitos de mi papá que se iba por días. Ahora tengo recuerdos explícitos de mi papá saliendo, pero era el recuerdo implícito, la memoria emocional fue la que creó esa reacción tan intensa. Si no entendemos el impacto implícito que los recuerdos tienen en nuestra respuesta a la vida, batallaremos en nuestras relaciones, en la conciencia de nosotros mismos y de nuestro bienestar mental. "La investigación en terapia familiar y de pareja sugiere que aproximadamente el 80% del conflicto emocional entre las parejas tiene sus raíces en eventos que son anteriores a que la pareja se conociera".[31] Los recuerdos implícitos son poderosos y pueden producir respuestas emocionales que es posible que no entendamos, porque no tenemos un recuerdo claro.

Es mucho más fácil entender y explicar la memoria explícita; es lo que recordamos. Hay dos tipos de memoria explícita. La primera es la memoria que se basa en hechos, cuando recordamos los hechos acerca de algo (donde vivimos, quién fue el primer presidente de Estados Unidos, quién es su mejor amigo). El segundo tipo de memoria explícita es autobiográfica, es decir, cuando recordamos algo que experimentamos (qué hicimos anoche o a qué sabía el

---

31 SThomson, Curt, *Op. Cit.*

pastel de chocolate). La memoria explícita se desarrolla entre los dieciocho meses y los dos años de edad. Aunque la capacidad de formar recuerdos explícitos se produce alrededor de los dos años, la mayoría de las personas tienen muy pocos recuerdos, sino es que ninguno, a la edad temprana. Se necesita tiempo para que las vías neuronales se desarrollen para crear patrones de cableado duraderos.

La mayoría de nuestras experiencias de vida se codifican en nuestro cerebro como recuerdos. Estos recuerdos crean vías neuronales en el cerebro. Cuanto más recordamos estos recuerdos o más a menudo tengamos experiencias similares, ya que las neurovías serán más fuertes. El Dr. Curt Thompson lo dice de este modo: "Cuando recordamos algo, estamos disparando neuronas que han sido disparadas antes, en un mayor o menor grado de frecuencia. Mientras más frecuentemente éstas se hayan disparado, más fácilmente dispararán el mismo patrón en el futuro. Entre más activemos las neuronas que se relacionan con una experiencia particular, más probablemente recordaremos o reconstruiremos la misma experiencia. Ésta es la forma general en la que el cerebro funciona para crear recuerdos".[32] Thompson discute cómo este cableado puede ayudarnos a recordar cumpleaños y aniversarios, pero puede ser destructivo cuando nuestro cableado responde a los sentimientos de enojo o desagrado, con gritos o mal humor. Entonces, él hace la siguiente profunda declaración: "Esta realidad moldea nuestra vida con Jesús, lo mismo que nuestra vida con nuestros amigos o adolescentes".[33] Filtramos quién es Jesús y cómo vemos nuestra relación, a través de nuestros recuerdos implícitos y explícitos. Si nunca hemos experimentado el perdón o el amor incondicional, se nos dificultará recibir esas cosas de Dios, precisamente porque leemos de ellos o hemos oído a nuestro pastor hablar de eso. Si nunca hemos recibido compasión, mostrar compasión a alguien más será muy desafiante. No hay referencia para nosotros si no hay un modelo mental.

La buena noticia es que hay esperanza. Siempre hay esperanza en Cristo. Podemos desarrollar estas cualidades aun si nunca las hemos experimentado. Podemos hacer nuevas vías neuronales a través de la creación de experiencias únicas en nuestras vidas. ¿Recuerdan nuestra conversación respecto a la

---

32 Ibídem.

33 Ibídem

neuroplasticidad en el Capítulo 6? La neuroplasticidad es la habilidad del cerebro para reorganizarse a sí mismo formando nuevas conexiones neuronales. No sólo podemos crear nuevas vías, sino que también podemos podar las que no necesitamos o queremos.

Nuestros recuerdos impactan significativamente en lo que crea nuestros miedos. La mayoría de las amenazas que se perciben vienen de lo que hemos experimentados o de lo que nos han enseñado, así que nuestra memoria influye más lo que está sucediendo en el momento. "Nuestra historia aprendida, si contiene trauma, puede salir adelante con tal intensidad y ferocidad, que significativamente tiñe nuestra realidad hasta donde no podemos ver lo que es real —por ejemplo, que estamos perfectamente a salvo casi todo el tiempo—. En cualquier momento en que tengamos una experiencia que nos recuerde el aprendizaje del pasado, puede, y a menudo se presentará, con esta intensidad que nuestro cuerpo responde con agitación como si estuviéramos en peligro".[34]

Nuestro aprendizaje de eventos que producen ansiedad ha crecido enormemente debido a las redes sociales. Escuchamos, vemos, leemos las noticias, y eso forma al menos el 90 por ciento de nuestra percepción del mundo. Ocurren sucesos horribles alrededor del mundo, y nosotros tenemos acceso a éstos con un simple toque en nuestros teléfonos. Con regularidad, somos bombardeados con sucesos traumáticos. La mayoría del tiempo elegimos ver o leer, pero a veces sólo se presentan frente a nosotros. Para reducir la ansiedad, debemos limitar la cantidad de trauma que leemos o vemos. Necesitamos estar conscientes, no sólo con las noticias que observamos, sino también con los programas, películas y libros violentos. "Cada vez que vemos algo traumático en una serie de televisión o leemos una novela o escuchamos una historia de un amigo, nuestro nivel de estrés traumático se incrementa. Eventualmente, podemos traumatizarnos sin siquiera experimentar un evento que se consideraría traumático".[35]

---

[34] Dubi, Mike, Powell, Patrick y Gentry, J. Eric, Trauma, *TPSD, Grief & Loss: The 10 Core Competencies for Evidence-Based Treatment (Trauma, TEPT, Duelo y Pérdida: las 10 competencias principales para un tratamiento basado en evidencia)*, PESI Publishing & Media, Eau Claire, WI, 2017, 116 pp.

[35] Ibídem.

Práctica:

Anote cualquier recuerdo que pudiera estar contribuyendo a su ansiedad.

_____
_____
_____

Preguntas:

1. ¿Cuál es su respuesta a la idea de recordar su pasado de un modo distinto?

   _____
   _____
   _____

2. ¿Cuáles experiencias de vida tiene que necesitan se reevaluadas. Escríbalas a continuación.

   _____
   _____
   _____

Capítulo 8.
Otras técnicas cognitivo-conductuales

"Nada, absolutamente nada, interrumpe la ansiedad como la gratitud".
— *Ann Voskamp*

Les tengo miedo a los tiburones. Solía participar en triatlones y necesitaba entrenar en el océano para la parte de natación del evento. Lo detestaba. Días antes del entrenamiento y especialmente antes del día de la carrera, tenía problemas estomacales. Mi esposo es un nadador entusiasta.

Él nada y surfea en el océano cada semana, incluso en los meses de invierno (aunque el sur de California no tiene mucho de invierno). Cuando decidí nadar en el océano para participar en triatlones, Patrick estaba emocionado. Él pensó que finalmente me tendría como su compañera de natación, pero estaba equivocado. Patrick nadó conmigo mientras yo hiperventilaba y nadaba de espaldas para respirar. Un día, mientras estábamos nadando, tuvimos una gran discusión sobre si había tiburones alrededor. Él dijo que no había ninguno. Yo insistí que sí había. Mi ansiedad desconectó mi pensamiento racional y me volví un poco irracional. Le dije que él era como un tiburón y que me llevara de vuelta a tierra. Sólo hice unas cuantas carreras antes de darme cuenta que rápidamente estaba envejeciendo debido a mi estrés.

Hay algunos ejercicios cognitivo-conductuales adicionales que podemos implementar en nuestras vidas diarias para reducir la ansiedad. Es posible que estas técnicas no lleguen al centro de nuestra ansiedad, pero igual ayudarán a reducirla. Estas técnicas son: enfrentar nuestras ansiedades, reencuadrar, detener el pensamiento, adivinanzas o rompecabezas, tiempo de preocupación y un diario de agradecimiento.

Enfrentar nuestras ansiedades

Evitar nuestra ansiedad incrementa nuestra ansiedad. Cuando evitamos nuestros sentimientos, a menudo usamos medios destructivos para hacerlo. El alcohol es una forma común de evitar el dolor emocional, en especial para quienes experimentan ansiedad social. Estar siempre ocupados es un mecanismo negativo común que busca evitar la ansiedad. Otra forma de conducta destructiva es la navegación constante en las redes sociales. Cualquier conducta adictiva es una forma de evitar las emociones intensas.

Otra manera de evitar la ansiedad es huir de ella. Si los perros lo asustan y se mantiene alejado de ellos, podría evitar salir a la calle o ir la casa de amigos. Evitar todos los perros podría dejar un vacío en su vida. Recuerde que evitar la ansiedad la incrementa. Cuando evitamos aquello que nos asusta, le estamos diciendo a nuestros cerebros que necesitamos estar asustados, lo que enseña a la amígdala a responder al objeto o situación, incluso con más ansiedad.

Necesitamos enfrentar nuestras ansiedades en lugar de evitarlas. La exposición es un término que se utiliza en la terapia cognitiva-conductual y significa que, para tratar con la ansiedad, necesitamos caminar a través de ella. Necesitamos exponernos a lo que está creando nuestra ansiedad. Por ejemplo, si les teme a las arañas, expóngase a las arañas. Antes y durante la exposición, es esencial que implemente las técnicas de relajación en la Sección IV. Si su temor es muy intenso para exponerse, querrá trabajar con un terapeuta calificado antes de implementar esta técnica.

Eric Greitens dijo que "cada vez que elegimos confrontar nuestro temor, nuestro carácter evoluciona y nos hacemos más valientes. Cada vez que elegimos amar a través del dolor para alcanzar un propósito más grande que nosotros, nuestro carácter evoluciona y nos hacemos más sabios. Cada vez que elegimos movernos a través del dolor, nuestro carácter evoluciona y nos hacemos más fuertes. Con el tiempo, a través de un proceso de decisiones diarias, descubrimos que hemos construido valor, fuerza, y sabiduría. Hemos cambiado quienes somos y la forma como podemos ser de utilidad a las personas a nuestro alrededor. ¿Qué decisiones tomarán hoy?". [36]

Como mencioné anteriormente, tengo miedo a los tiburones. He implementado cierto grado de exposición al océano para reducir este temor. Todavía me asusto, pero a un nivel en el que ocasionalmente voy a hacer snorkel y surf de remo, junto con mi esposo, cuando surge la oportunidad.

Si le teme a algo que probablemente nunca tendrá que enfrentar, yo no me estresaría, ni expondría a ello. Por ejemplo, si tiene miedo al paracaidismo, no lo intente. Pero si tiene miedo a manejar en la autopista y trabaja a treinta millas de su casa, es probable que necesite ocuparse de este temor, exponiéndose a manejar en la autopista, impulsando así su confianza. Enfrentar sus ansiedades los capacitará para saber que puede exponerse a lo que le teme, y aun así estar bien.

La exposición se aplica mejor por pasos. El nivel de ansiedad que experimenta acerca de un problema al que le teme, determinará cuántos pasos necesita. A continuación, se presentan algunos pasos que una persona —llamémoslo Ken— podría seguir si tuviera un temor moderado a manejar en la autopista. Si sus niveles de estrés fueran altos o extremadamente altos, necesitaría más pasos y posiblemente debería trabajar con un terapeuta capacitado. Una vez más, todo el tiempo Ken estará usando técnicas de relajación.

- Paso 1: siéntese en su carro, imagine que está manejando en la autopista.
- Paso 2: mientras está manejando en calles laterales, visualice que está en la autopista.
- Paso 3: tenga cuidado de elegir una vía de acceso fácil cuando haya poco tráfico e ingrese a la autopista. Permanezca en el carril lento hasta la próxima rampa de salida, luego salga de la autopista.
- Paso 4: cada vez que ingrese a la autopista, permanezca en el carril lento y vaya a una salida adicional.

---

36 Greitens, Eric, *Resilience: hard-won wisdom for living a better life (Resiliencia: sabiduría que se obtiene difícilmente, para vivir major)*, First Mariner Books, New York, N.Y., 2015, 320 pp.

- Paso 5: a medida que esté más cómodo, muévase a un carril y permanezca más tiempo en la autopista.
- Paso 6: A medida que está más cómodo con los pasos anteriores, tome otras autopistas, y quizá cambie al carril más rápido.

Ken no necesitaría decidir qué nivel (de 0-10) de ansiedad le genera el paso 1. Él determina que sentarse en su carro e imaginar que está manejando le produce un nivel 4. Entonces Ken practica el paso 1 hasta que su ansiedad baja a la mitad, a un nivel 2. En tal caso ya puede avanzar al paso 2 (mientras maneja en las calles secundarias, se imagina que está en la autopista). Antes de implementar el paso 2, Ken debe determinar cuánta ansiedad le produce éste. El paso 2 le genera un nivel 4. Una vez que su paso 2 baja de ansiedad a la mitad, en este caso al nivel 2, puede ejecutar el paso 3. El nivel de ansiedad de Ken para el paso 3 es un nivel 7. Por lo tanto, necesitaría mantenerse en este paso hasta que alcance un 3.5, y así continúa. Si la meta de Ken es manejar en la autopista con un poco de ansiedad y elige omitir el paso por el carril rápido, está bien. Expóngase usted mismo lo suficiente para lograr cualquier meta que establezca.

Trátese con bondad. Este proceso lleva tiempo y paciencia. Otra manera en la que podemos enfrentar nuestras ansiedades es escribir al respecto. Poner por escrito nuestros temores es más poderoso que sólo pensar acerca de ellos. Ambas acciones, escribir y hablar acerca de nuestros temores, es todavía mejor. Cuando etiquetamos nuestros sentimientos de ansiedad, les quitamos el misterio y pierden el poder que tienen sobre nosotros. Por eso es tan útil llevar un registro diario. Piense en este ejercicio como un diario de ansiedad. Cuando se sienta ansioso respecto a algo, escríbalo en su diario o en su cuaderno de notas de la app en su teléfono. Después de que lo escriba, puede mirarlo y decidir si vale la pena que sienta ansiedad. Eric Greitens lo expresa así: "Es dueño de sus temores o ellos lo poseen a usted. Los temores hacen el peor trabajo cuando dan vueltas en su mente. Usted no puede pelear contra sus temores hasta que los pone enfrente. Escriba sus temores. Enfréntelos. Al minuto que haga esto, sus temores se reducirán y usted crecerá".[37]

---

37 Ibídem.

El reencuadre

Los acontecimientos no generan ansiedad. Nuestros pensamientos o interpretaciones acerca de ellos lo hacen. Como interpretamos un suceso determina cómo nos sentiremos por la situación. Por ejemplo, cuando considero el océano, pienso en el peligro. Los tiburones viven en el océano y los tiburones atacan a la gente. Mi interpretación del océano es muy negativa. En cambio, cuando mi esposo contempla el océano, piensa en diversión. Allí, él puede nadar, surfear, esnorkelear y pescar. La interpretación de Patrick es muy positiva. El suceso es el mismo, pero nuestras interpretaciones son muy diferentes. Pensar en el océano a mí me produce ansiedad, mientras que a Patrick le produce alegría.

Reformular o reencuadrar nos ayuda a crear nuevas formas de ver una situación. Me gusta utilizar la analogía de mirar a una figura a través de los lentes de una cámara. Al principio, el lente de su cámara está alejado y no está seguro de lo que está viendo. Podría ser un animal grande, que le atemoriza. A medida que hace un acercamiento, ve que la figura es una persona y siente algo de alivio. Amplia más, y observa que la persona es una mujer. Parece que podría estar llorando, lo que produce un sentimiento de tristeza. De nuevo hace ampliación y ve que la mujer no está llorando. Está riendo muy graciosamente, entonces usted sonríe y se siente feliz. La figura es la misma, sin importar el punto de enfoque desde donde lo esté haciendo, pero su interpretación se modifica cuando cambia los lentes. A veces interpretamos las situaciones sin contar con la información suficiente. Otras veces, aunque tenemos toda la evidencia, necesitamos decidir qué punto de vista queremos elegir.

Reencuadrar o reformular no implica cambiar la situación o negar la realidad. Es una elección intencional para ver una situación utilizando un lente o punto de vista diferente. Esto se vuelve más fácil a medida que trabajamos en nuestras creencias principales (ver el Capítulo 6, Determinar nuestras creencias principales). La historia que compartí acerca de Viktor Frankl en el último capítulo es un ejemplo excelente de reencuadre. Él vivió en las peores condiciones posibles, pero encontró significado en sus circunstancias. El decidió interpretar sus experiencias del modo más favorable posible.

¿Cómo reencuadramos las circunstancias que provocan ansiedad? Digamos que tengo un terrible dolor de cabeza y lo interpreto como si tuviera un tumor cerebral. Tengo la tendencia a ver todo como una catástrofe. Por lo tanto, quiero ser intencional en cómo elijo ver mi dolor de cabeza. La realidad es que "tengo dolor de cabeza", pero sólo porque creo que tengo un tumor cerebral no significa que así sea. Recuerde, no queremos creer cada pensamiento que tengamos. Los pensamientos ansiosos son casi siempre incorrectos. Decido que mi nueva explicación al dolor de cabeza es que estoy deshidratada. Tomo algo de agua, quizá tome una aspirina y siga adelante. A veces ayuda contar con alguna persona querida que no sea ansiosa. Yo puedo contar con mi esposo para que me dé sus interpretaciones tranquilizadoras.

Si decide consultar a algún amigo, asegúrese de no consultar a un amigo(a) ansioso (a). Hice esto con una amiga que también tiene problemas con la ansiedad. Hace años le dije que me ponía muy nerviosa que Patrick estaba llevando a los chicos a surfear olas grandes. Le expliqué mis temores de ser devorada por los tiburones. Su respuesta fue, "¡Tiburones! Me asustaría que golpearan sus cabezas y los ahogaran". Mi ansiedad se aumentó. Cuando pida ayuda con estos ejercicios, elija con sabiduría.

Podemos también reencuadrar una situación si vemos a través de los ojos de Cristo. Cuando intentamos tener un punto de vista eterno, todo cambia.

Santiago, 1. 2 nos dice "Hermanos [y hermanas] míos, considérense muy dichosos cuando tengan que enfrentarse con diversas pruebas". ¿Qué? ¿Cómo encontramos gozo en el sufrimiento? Para hacerlo, debemos ver a través del lente eterno. Tener una perspectiva eterna puede ser difícil cuando nos encontramos en medio del dolor. Para tener esta clase de perspectiva, necesitamos recordar que nuestra parte más esencial es el alma. Nuestra santidad es más importante que nuestra felicidad. Yo creo que Dios permitirá el sufrimiento, si eso significa que nuestras almas estarán más preparadas para la eternidad. Esto no significa que Dios crea todo el sufrimiento con este fin. Sin embargo, ya que Él usa todas las cosas para bien (Romanos, 8. 28) e incluso utilizará para nuestro bien el dolor que sea ocasionado por el maligno.

En el libro de Génesis, leemos de un hombre llamado José. José pasó por un gran sufrimiento, en parte debido a sus hermanos que lo vendieron como esclavo. Dios utilizó a José de manera poderosa a través de los años. Casi al final de esta historia, José ve a sus hermanos, y en lugar de condenarlos, les dice: "Lo que creyeron que era malo para mí, Dios lo usó para bien" (Génesis, 50. 20, paráfrasis de la autora).

La mayoría de nosotros podemos pensar en algún momento desafiante en nuestras vidas, cuando no podíamos entender por qué un evento estaba sucediendo. Sin embargo, a través del tiempo, vimos la manera como Dios utilizó un evento doloroso, para desarrollar algo en nosotros que necesitaba refinarse. O quizás entendimos que la prueba nos protegió o preparó. Podemos reformular o reencuadrar nuestras circunstancias recordándonos la fidelidad de Dios. ¿Tiene alguna circunstancia del pasado o del presente que necesite reencuadrar o reformular?

Detener los pensamientos

Detener los pensamientos puede reducir la ansiedad de manera efectiva, siempre y cuando utilice técnicas adicionales, tales como conciencia plena, meditación y evaluación de recuerdos positivos. Con la técnica Detener pensamientos, primero debe estar consciente de que está teniendo un pensamiento ansioso. Después de que es consciente de ello, se dice a sí mismo "alto". Pronuncie la palabra en voz alta y con fuerza, pero no necesariamente (en especial si se encuentra en un lugar público). Enseguida, se enfoca rápidamente en algo más. Prefiero decirme a mí misma "alto", y entonces pienso en versículos de la Biblia que he preparado para meditar. Haciendo esto, no sólo detiene los pensamientos ansiosos, también llena su mente con la Palabra de Dios y mantiene a raya cualquier guerra espiritual.

Lo animo a planear que utilizará para reemplazar los pensamientos ansiosos cuando esté utilizando este ejercicio. Puede pensar en cualquier cosa que lo distraiga de su pensamiento ansioso. La clave para esta técnica es activar su corteza prefrontal. Puede resolver un problema matemático, pensar en una posición de yoga en la que está trabajando o recordar algo positivo. También es viable utilizar adivinanzas (ver las adivinanzas o Acertijos en la siguiente página), junto con la técnica para Detener pensamientos, funcionan muy bien. Sólo deberíamos utilizar la distracción para reducir ansiedad cuando estamos en una situación donde no podemos tratar con nuestra ansiedad en ese momento, como cuando estamos en una reunión o clase. Si utilizamos la distracción todo el tiempo, nunca llegaremos a la raíz del problema.

Acertijos

Los acertijos funcionan muy bien con la técnica Detener pensamientos. Recuerde que cuando estamos experimentando ansiedad significativa que nuestra amígdala tiene secuestrado nuestro cerebro pensante. Por lo tanto, queremos estimular nuestra corteza prefrontal (PFC, por sus siglas en inglés) para calmar la amígdala y ayudarnos a pensar con claridad. Una manera de hacer esto es con la técnica que se llama acertijos. Los acertijos son fáciles de hacer, en especial si los descubres pronto. Mientras menos esté funcionando la corteza prefrontal (PFC), es más difícil activar el cerebro pensante. Las adivinanzas son una forma de estimular la corteza prefrontal a través de la formulación de preguntas. Escriba tres preguntas en una tarjeta (el cielo es el límite) respecto a lo que puede preguntarse. Las preguntas deben ser desafiantes, pero no imposibles de contestar. Por ejemplo, puede escribir: "Mencione los nombres de diez presidentes", "resuelva un problema matemático complejo" y "diga los nombres de sus maestros de primero a sexto grado de primaria". Cuando las preguntas se vuelven sencillas, elabore nuevas. También puede pedirle a alguien más que elabore las tarjetas con las preguntas, así no las conocerá hasta que las utilice. Lleve consigo las tarjetas en su bolsa de mano o bolsillo.

Los acertijos funcionan muy bien con los niños. Utilicé la técnica de acertijos con John cuando vio a Santa. Como padre o amigo, usted no necesita una tarjeta. Simplemente empiece a hacer preguntas. La clave es ayudarlos para que se involucre su cerebro pensante. Recuerde evitar preguntas que inicien con la frase ¿por qué?, ya que pueden desencadenar más emoción. Las preguntas que elija dependerán de la edad del niño. A uno pequeño puede pedirle que cuente números o recite el alfabeto y a uno más grande, qué merendó el día de ayer o hacer una pregunta fuera de lo común para llamar su atención, como cuántos saltos de tijera puede hacer en un minuto o que suba un árbol o haga una carrera. Incluso, puede ayudar a su niño a desarrollar sus propias tarjetas de notas. Esto no siempre funciona, en especial con niños mayores. He escuchado que cuando algunos papás han intentado esta técnica con sus adolescentes, no ha funcionado. Sea creativo. Descubra qué es lo que funciona con su hijo.

Tiempo de preocupación

El tiempo de preocupación es otro excelente ejercicio para implementar con quienes se despiertan en la noche con pensamientos ansiosos, o cuando su trabajo se ve afectado por la cantidad de pensamientos ansiosos que lo embargan. Para el tiempo de preocupación, establece su horario de diez a treinta minutos (dependiendo de la cantidad de preocupación que tenga) todos los días cuando lo único que hace lo es preocuparse. Asegúrese de no programar su tiempo de preocupación antes de dormir. Preocuparse justo antes de ir a dormir puede hacer más desafiante el quedarse dormido.

Sé que puede sonar loco, pero puede resultar efectivo para algunos. Debe ser fiel en tomar el tiempo para preocuparse durante su tiempo de preocupación programado, si quiere que esta técnica funcione. Durante el tiempo de preocupación, escriba todas las cosas que le preocupan, ya que hacer esto es más poderoso que pensar o incluso que hablar acerca de ello. Déjelo salir. Entonces cuando tiene pensamientos ansiosos durante el día, si está intentando quedarse dormido o despierta a media noche, se dice a sí mismo: "Puedo preocuparme durante mi tiempo de preocupación, no ahora". Hágase la promesa de que se ocupará de ello durante el tiempo de preocupación programado. Muchas personas se sorprenden de lo bien que funciona esta técnica para reducir la ansiedad. A medida que practican esta conducta, descubren que no necesitan demasiado tiempo de preocupación en su horario. La clave es preocuparse bien, pero sólo una vez.

A veces nos preocupamos porque hay un problema que abordar o solucionar. Pongamos el caso de que ha escuchado que la compañía va a despedir a algunas personas el próximo mes. Usted no ha estado en la empresa por mucho tiempo y le preocupa que puedan despedirlo. Hay algunos pasos que puede seguir para reducir sus preocupaciones. Por ejemplo, puede sentarse con su jefe y preguntarle si su puesto está en riesgo. Puede empezar a buscar otro trabajo, sólo en caso de que se requiera. Practique la solución de problemas en su tiempo de preocupación y después olvídelo.

Diario de gratitud

Todos se beneficiarían de llevar un diario de gratitud, ya sea que estén ansiosos o no. El diario de gratitud es muy efectivo para reducir la ansiedad y la depresión. Cualquier tipo de diario es bueno para usted. Es una buena manera de procesar las experiencias de la vida. Para un Diario de gratitud, escriba al menos algo por lo que está agradecido cada día. La mayoría de las personas terminan anotando más de una. Los estudios han encontrado que la gratitud está fuerte y consistentemente asociada con una mayor felicidad. La gratitud ayuda a las personas a sentir emociones más positivas, deleitarse con las experiencias buenas, mejoran su salud, tratan con la adversidad y construyen relaciones más fuertes.[38] Al infundir gratitud en nuestros cerebros, estamos reconectando y renovando nuestras mentes.

La Palabra de Dios con frecuencia nos habla acerca de la gratitud y sus beneficios. 1 Tesalonicenses, 5. 18 dice: "Den gracias en toda circunstancia". Filipenses, 4. 6 expresa que "en toda oración y súplica, con acción de gracias, presenten sus peticiones a Dios". El libro de los Salmos tiene numerosas referencias de acción de gracias. Mi favorita es: "Entren por sus puertas con acción de gracias, por sus atrios con alabanzas, den gracias y alaben su nombre" (Salmos, 100. 4). En su libro, *La armadura de Dios*, Priscilla Shirer plantea esto respecto a la oración de gratitud: "Cuando elegimos la oración de agradecimiento, por sobre la obsesión en la ansiedad y la preocupación, estamos demostrando una confianza firme en Dios. La oración envuelta en gratitud expresa una fe firme. Concentrarse en él, en lugar de estar atrapados por nuestras circunstancias, le dice al Señor que creemos que él puede controlar y aún vencer los problemas más difíciles. Este tipo de fe atrapa su atención, y él responde activando su paz en nosotros una paz que no sólo nos guarda, sino

---

[38] Craig Miller, M. *Harvard Health Blog. In praise of gratitude.* (2012) Recuperado de https://www.health.harvard.edu/mind-and-mood/in-praise-of-gratitude.

que también nos guiará para ayudarnos a discernir la dirección que Dios nos está indicando que sigamos en nuestras vidas".[39] La gratitud es buena para el alma, la mente y el cuerpo.

Únicamente una nota al margen respecto al diario de gratitud: llevo un Diario de Escrituras, una lista de los versículos que han tocado mi corazón. Inicié mi diario durante un tiempo oscuro de mi vida y he continuado escribiendo en él en los tiempos difíciles y gozosos. Es algo que siempre atesoraré. Vuelvo a leer los versículos con regularidad y siempre me animan. Considere iniciar uno. No se arrepentirá.

Ser agradecido, va más allá de guardar un diario de gratitud. Llena su corazón, su mente y su vida con gratitud.

---

39 Shirer, Priscilla, *La armadura de Dios*, Lifeway, Nashville, TN, 2015, 192 pp.

Práctica:

Anote un temor que necesite enfrentar y mencione los pasos para exponerse al mismo.

Preguntas:

1. ¿Cuáles técnicas cognitivo-conductuales de este capítulo le gustaría más implementar en su vida? ¿Por qué?

   _____
   _____
   _____

2. ¿Cuál es la que menos le gustaría aplicar? ¿Por qué?

   _____
   _____
   _____

Capítulo 9.
Maneras de recablear nuestros cerebros

"No se amolden al mundo actual,
sino sean transformados mediante la renovación de su mente.
Así podrán comprobar cuál es la voluntad de Dios,
buena, agradable y perfecta".
— Romanos, 12, 2

Tres minutos parecen una eternidad. "Por favor, Dios, que haya dos líneas rosas esta vez. No puedo recibir, otra vez, una prueba negativa". Mi estómago está revuelto y siento un nudo en la garganta. Han pasado cuatro minutos, y todavía no aparece una segunda línea. Me duele el corazón. ¿Alguna vez tendré un bebé? "Señor, he estado orando por un hijo por tantos años. Es una petición sincera, y aún no la has contestado. ¿Por qué no puedes escuchar mi llanto ni ver mi angustia? Me siento tan sola en esta odisea de infertilidad. Parece que no puedo decirle a mi familia o amigos por lo que estamos pasando. Tengo miedo de que mis sentimientos se minimicen o que las personas me vean defectuosa".

Durante cinco años, mi esposo y yo pasamos por la infertilidad. No fue hasta el tercer año que compartimos por lo que estábamos atravesando. En ese tiempo no entendía en qué medida, el compartir mi historia sería una parte esencial en mi proceso de sanidad. Compartir nuestras historias puede recablear nuestros cerebros.

Mucho de lo que hemos hablado puede ayudarnos a recablear nuestros cerebros. Reducir la ansiedad con técnicas de relajación y ejercicios cognitivo-conductuales, todas son formas en las que recableamos nuestros cerebros. Recableamos nuestros cerebros cuando controlamos cada pensamiento. Al reducir nuestra ansiedad, estamos podando las vías neurales que conducen a la ansiedad. Al repensar nuestras experiencias de la niñez y de la etapa adulta, estamos recableando la manera en que pensamos de nuestro pasado, y cambiamos esas secuencias de memoria, pero podemos hacer más. Podemos crear más experiencias saludables y positivas —nuevas secuencias, nuevos recuerdos— y, por lo tanto, nuevas formas de vivir la vida.

Compartir nuestras historias

*"Como el hierro se afila con hierro,
así un amigo se afila con su amigo".*
— Proverbios, 27. 17 (NTV)

Una forma de recablear nuestros cerebros es compartir nuestras historias, lo que es un tipo de exposición o una forma de enfrentar nuestros temores. Compartir nuestras historias con otros hace varias cosas maravillosas. Primero, nos conecta con las personas, una de las maneras más importantes de mejorar nuestra salud mental y espiritual.

He estado en un grupo de oración por veinticinco años con tres mujeres. El tiempo con ellas ha cambiado mi vida más que ninguna otra actividad —excepto la meditación en la Palabra de Dios y la oración—. Podría escribir un libro sobre este tema. Las relaciones profundas, seguras, y amorosas son una de las principales herramientas de Dios para sanarnos. Consideramos nuestro grupo como un grupo de oración y rendición de cuentas. Puedo compartir cualquier cosa con estas mujeres y sé que me amarán y aceptarán incondicionalmente. También sé que, si estoy en pecado, ellas me lo dirán. Hay mucha sanidad al ser aceptados por las personas. También hay un gran poder en los creyentes que oran juntos al Señor. "Pues donde se reúnen dos o tres en mi nombre, yo estoy allí entre ellos" (Mateo, 18. 20).

En su libro *Signos de vida*, Henry Nouwen dice lo siguiente, acerca de ser vulnerable en las relaciones: "Una vida fructífera, primero que nada, se vive en vulnerabilidad. Mientras nos tengamos miedo unos a otros, nos armamos y vivimos vidas defensivas. Ningún fruto pude salir de esas vidas. Ese tipo de vida nos conduce a paredes, armas y a los inventos más sofisticados, submarinos Tridente y misiles en aviones no tripulados, pero no dan fruto. Sólo cuando nos atrevemos a deponer nuestros escudos protectores y confiar entre nosotros, lo suficiente para confesar y compartir nuestras debilidades y necesidades, podemos vivir una vida fructífera juntos".[40]

Entiendo que esto puede ser desafiante para algunos. Es atemorizante sentirse vulnerable. Nadie quiere ser juzgado o ridiculizado. La mayoría de nosotros hemos experimentado algún tipo de traición, lo que puede penetrar profundamente y hacernos cautelosos y escépticos para ser honestos con alguien. Lo entiendo. Sin embargo, cuando no nos permitimos ser vulnerables, no experimentaremos la manera como se siente el ser visto o escuchado. Ser conocido es una piedra angular para nuestro bienestar mental. Cuando no nos permitimos ser vistos y escuchados, podemos sentir una profunda soledad. No podemos ser conocidos si no compartimos quienes somos. Y compartir quien somos, puede ayudar a otros a compartir también. Cuando experimentamos el ser vistos y escuchados por otros, construimos mayor seguridad y compartimos de nuevo. Ser auténtico profundiza las relaciones y nuestro sentido de pertenencia a algo más grande.

Las redes sociales pueden hacer esto difícil. Cuando vemos las redes sociales, vemos personas que parecieran tener vidas perfectas. Todos se ven de lo mejor. Todos están felices. Nadie parece tener ningún problema excepto tú y yo. Estaba hablando con la amiga de una amiga. Ella dijo que desearía tener la vida de nuestra amiga mutua. Ella no sabía que nuestra amiga mutua estaba sufriendo intensamente. Ninguna vida es perfecta. Todos tenemos luchas. Nos beneficiamos al compartir esas batallas con personas confiables. Si no

---

[40] Nouwen, Henri, *Signos de vida: intimidad, fecundidad y éxtasis en una perspectiva cristiana*, Doubleday, New York, NY, 1986, 136 pp.

tiene alguien confiable, lo animo a involucrarse en un grupo de estudio de la Biblia, un deporte que disfrute, un club o un grupo terapéutico. Permita que le conozcan.

Otro beneficio de compartir nuestras historias es que aprendemos unos de otros. ¿Ha escuchado alguna vez a alguien compartir su dolor, ha sentido empatía por ellos y enseguida se ha conectado con ellos? Eso le recordó que no está solo en su propio dolor. Recientemente, en mi estudio bíblico, recorrimos la habitación y compartimos un momento en el que Dios nos proveyó durante un momento difícil. Las historias eran sorprendentes. Sara compartió que ella oró para que Dios sanara su matrimonio. Hubo momentos en los que estuvo a punto de rendirse y abandonar a su esposo, pero se mantuvo firme, y continuó orando. Ahora Sara tiene una relación vibrante con su esposo. No es perfecta, pero es buena, y ella está feliz. Ella y su esposo se estaban riendo alegremente por algo en la cocina, y ella pensó: "Guau, me habría perdido esto si me hubiera rendido con respecto a mi matrimonio". Durante su historia, todas estábamos conscientes de la fidelidad de Dios.

Compartir nuestras historias, también nos ayuda a procesar nuestras experiencias, y cada vez que las procesamos, sanamos un poco más. Obtenemos más conocimiento de nosotros mismos y nuestras situaciones. ¿Ha notado que cuando ha atravesado por una situación estresante —como un accidente automovilístico, una persona difícil en la calle o un gran evento en las noticias— quiere hablarles a las personas y contarles acerca de ello? Quiere contarles a todos acerca de la experiencia. También hacemos esto con las historias emocionantes. Queremos contarles a todos de la fiesta divertida a la que fuimos o eso fantástico que nuestro niño hizo por primera vez. ¿Por qué hacemos esto? Porque cada vez que contamos nuestra historia, liberamos algo de la emoción que está conectada a nuestra experiencia, ya sea positiva o negativa. Puede escucharse a sí mismo diciendo, "no creerás lo que pasó hoy". Nos sentimos menos asustados y menos tristes cada vez que contamos una historia trágica o triste. Con las historias felices, nos encanta revivir esas emociones eufóricas. Cuando evitamos contar a otros nuestras experiencias más intensas, guardamos nuestros sentimientos como en una botella y nuestros corazones se hacen más pesados. Me encanta lo que dice Ann Voskamp en su libro *Quebrantamiento*: "Las heridas que nunca sanan son las que lloran solas".[41] Nos necesitamos mutuamente.

Si compartimos nuestras historias con las personas correctas, podemos recabar cómo nos sentimos con respecto a nuestras experiencias. Cuando compartimos una experiencia desafiante con alguien que puede brindarnos compasión y empatía, ese recuerdo cambia un poco. Cuando hacemos esto de manera repetida y recibimos comprensión y empatía, empezamos a conectar la experiencia difícil con compasión y empatía. El hecho de que esas dos experiencias se den juntas, cambia las neurovías de la experiencia. Ahora, cuando pensamos en un recuerdo doloroso, lo conectamos a alguien que nos comprende. El dolor del recuerdo disminuye, y con suerte, podemos experimentar algo de paz y gozo, porque recordamos que somos amados y que importamos, a pesar del dolor. Compartir nuestra historia no cambia lo que pasó, sino nuestra reacción a lo sucedido. Eso nos da mucha esperanza.

Brindar compasión no sólo cambia a la persona que la recibe, sino también a quien la ofrece.

Recuerdo compartir mi historia de crecer con un padre alcohólico. Mi querida amiga Camden me mostró compasión. Ella me dijo que yo era una sobreviviente. Nunca había oído eso antes ni había pensado que yo misma fuera una sobreviviente. Esas palabras me empoderaron. Después de eso, cada vez que compartía mi historia, conectaba la experiencia con ser una sobreviviente y sentía más fuerza.

Comparta su historia con otros. Por supuesto, trate de elegir personas prudentes. No querrá compartir con alguien que crea que dirá, "¿y qué? Deberías escuchar lo que a mí me pasó". O "no seas tan bebé. Muchas personas pasan por eso". Ese tipo de personas no le ayudarán a reconectar su cerebro. Otro tipo de persona que hay que evitar es la que dice: "Sólo necesita perdonar a esa persona y avanzar". Lo que dicen está bien, pero probablemente no lo va a ayudar a sanar. Me encanta lo que dicen los Dres. John Townsend y Henry Cloud en su libro *Personas seguras*. "Las personas seguras son individuos que

---

[41] Voskamp, Ann, *Quebrantamiento: atrévete a entrar en la vida abundante*, Zondervan, Grand Rapids, MN, 2016, 304 pp.

nos impulsan a ser las personas que Dios quiere que seamos. Aunque no son perfectos, son lo 'suficientemente buenos' en su carácter como para que el efecto de su presencia en nuestras vidas sea positivo. Están presentes, son receptivos, honestos, y nos ayudan a dar buenos frutos en nuestras vidas".[42] Note que Townsend y Cloud dijeron que las personas seguras no son perfectas, pero que son suficientemente buenas. A propósito, contar su historia tiene otros beneficios, además de los que ya he mencionado, así que la próxima vez que vaya a un funeral, pida a las personas que compartan sus historias y vea que pasa.

Es posible que algunos de ustedes no crean que tienen a alguien en quien confiar para compartir su historia. Comprendo cómo se siente eso. Hubo un tiempo en el que yo estaba muy sola. Tenía personas en mi vida, pero no sentía que tuviera una sola en quien pudiera confiar lo suficiente como para abrir mi corazón. Le pedí a Dios que me diera una amiga.

Con la ayuda de mi terapeuta y la gracia de Dios, entendí que necesitaba esforzarme más para conocer mujeres que pensaran igual. Si me hubieran dicho entonces cuántas mujeres maravillosas tendría en mi vida hoy, me hubiera reído. Dios me dio más de lo que le pedí o imaginé, y él hará lo mismo por usted. Recuerde hacer su parte como Dios le guíe. Para aquellos que están en soledad, esperando hacer nuevos amigos, compartan su historia escribiendo su autobiografía. Después de que escriba sus experiencias, léalas desde la perspectiva de un amigo querido. Responda a su historia como lo haría un amigo de confianza. Empatice con las partes dolorosas de su narrativa, y celebre los contenidos felices. Escribir nuestras experiencias también nos ayuda a consolidar nuestros recuerdos y nos da la claridad que es posible no tengamos si solo hablamos de ellas.

Mi amiga Camden, que me dijo que yo era una sobreviviente, también me comentó que necesitaba más compasión para mí misma. Cuando compartí mi historia con ella, expresé varias veces, "no era gran cosa". Ella me dijo que sí era importante, y que necesitaba escuchar mi historia como si la estuviera diciendo una niña —y que yo era quien escuchaba—. Me preguntó cómo respondería a

---

42 Cloud, Henry, Townsend, John, Safe people: how to find relationships that are good for you and avoid those that aren't [*Personas Seguras: cómo encontrar relaciones que sean buenas para ti y evitar las que no lo son*], Zondervan, Grand Rapids, MI, 1995, 248 pp.

una niña pequeña que me contara la misma historia que acababa de contarle. Me quedé sin palabras. Por supuesto no habría dicho que no era gran cosa. Habría sostenido a esa pequeña niña en mis brazos y la hubiera consolado. Haz lo mismo contigo. Ama esa niña que alguna vez fuiste. Al brindarse compasión y empatía, verá cómo cambia el punto de vista de su historia. La compasión es uno de los más grandes regalos que nos podemos dar a nosotros mismos y a otros.

Crear experiencias positivas

"Crea momentos hermosos"
—Minna So

Crear experiencias que le proporcionen las características de lo que quiere vivir es otra técnica para recablear. La creación de experiencias puede aplicarse a cualquier característica o fruto del Espíritu que quiera implementar. Dado que este libro trata acerca de cómo reducir la ansiedad, hablaremos de cómo incrementar la paz, que es un antónimo de la preocupación.

Espero que la mayoría de ustedes hayan experimentado la paz en su vida, así que tienen un modelo mental de qué es y cómo se siente la paz. Si no tiene ese modelo mental, encuentre a alguien a quien imitar. Únase a un grupo pequeño de creyentes o vaya a la iglesia local y busque programas de orientación. Incluya en su vida personas que hayan experimentado paz. Medite en versículos bíblicos que hablen de paz. "El fruto del Espíritu es amor, gozo, paz, paciencia, bondad, amabilidad, fidelidad, gentileza, dominio propio" (Gálatas, 5. 22). Dios nos dice en Filipenses, 4. 7 que "tenemos la paz de Dios que sobrepasa todo entendimiento, que no nos afanemos por nada y llevemos todo a Dios en oración, con acción de gracias" (paráfrasis de la autora). Suena como si disminuyéramos nuestra ansiedad implementando técnicas efectivas —oración y dar gracias— y tendremos la paz que sobrepasa todo entendimiento.

Estaremos llenos de paz cuando de manera frecuente implementemos experiencias de paz. ¿Qué experiencias pueden crear aquello que proporciona una sensación de paz? ¿Qué le proporciona paz? Yo experimento paz a través de la Palabra de Dios, orando en el Espíritu, meditando en lo que es Dios y lo que soy en Cristo. También experimento paz cuando me expongo a la creación de Dios. Cuando voy a la playa y estoy consciente de que lo que me rodea, me da paz. Todo esto reduce mi ansiedad y al mismo tiempo me trae más paz. También puedo preguntarme, ¿qué me provoca ansiedad? Experimento más temor cuando estoy cansada o muy ocupada. Cuando veo las noticias, sufro mucha más ansiedad. Especialmente, siento más temor cuando permito que mis pensamientos se vuelvan locos. Por lo tanto, sé cuidar mis necesidades, evito el exceso de noticias y de manera intencional controlo mis pensamientos. Todos los días, intento crear experiencias que me proporcionen paz.

Puede aplicar esto a la compasión, gratitud o cualquier otra característica que quiera desarrollar. También puede implementar este ejercicio mientras trabaja para cambiar alguna creencia principal. Por ejemplo, si el valor de una creencia principal se basa en desempeño, puede contrarrestar esta creencia falsa a través de la creación de experiencias en donde se le aprecie, sin que se considere el desempeño. Participe en un grupo de estudio bíblico o en un grupo de oración, sea parte de un viaje misionero en donde pueda desarrollar relaciones que se basen en el amor y el respeto muto, que no dependa de lo que usted puede ofrecer a alguien. Comprometa su tiempo en un refugio de animales, los animales son geniales por su amor incondicional. Puede ser voluntario en alguna organización de ancianos o discapacitados. Pase tiempo con las personas que desean conectarse con usted por lo que usted es, no por lo que hace por ellos.

Si alguno de sus problemas tiene que ver con que se siente inadecuado, genere experiencias en donde se pueda sentir seguro. Desarrolle nuevas habilidades que le ayuden a sentirse bien consigo mismo. Descubra cuáles son sus dones y úselos para bendecir a otros. Llene su vida con experiencias que le proporcionen satisfacción, gozo, y paz —experiencias que le ayuden a desarrollar paciencia o que le requieren realizar actos de bondad—. Aun si no quiere ser amable, sea amable de todas maneras. ¿Ha escuchado alguna vez el lema, "fíngelo hasta que lo logres?". Cuando practicamos algo una vez y otra vez, se convierte en un hábito. Si tiene un concepto falso de sí mismo, tal como "soy un tonto", desafíe esa creencia reconociendo todo aquello que pruebe que este punto de vista sobre sí mismo no es correcto (puedo leer, puedo resolver problemas matemáticos, puedo ir de un lugar a otro). Entonces, escriba en pegatinas "soy inteligente" o "soy encantador". Pegue las notas en todas partes. Cada vez que vea la nota, léala en voz alta. Con el tiempo usted creerá que es inteligente y encantador. Hable con verdad. Estas características empezarán a desarrollarse y convertirse en parte de quien es usted.

Crear experiencias positivas no sólo nos ayudará a desarrollar características piadosas, también nos ayudarán a reemplazar el material dañino que está en nuestras mentes. Por ejemplo, si usted ha experimentado soledad, empiece a crear eventos que llenen su vida con unión y camaradería. Los recuerdos de sensación de soledad desaparecerán a medida que los recuerdos nuevos de unión se incrementen y llenen su corazón. No estoy diciendo que los eventos positivos en su vida erradicarán todos los recuerdos dolorosos previos. Estoy diciendo que estas nuevas experiencias pueden darle algo de sanidad y mantener su mente enfocada en las cosas extraordinarias que están sucediendo en su vida.

Debemos hablar la verdad en nuestras vidas y las de otros. La Biblia nos dice: "Defiendan su posición, poniéndose el cinturón de la verdad y la coraza de la justicia de Dios" (Efesios, 6. 14). La verdad es un componente esencial de la armadura de Dios. Recuerde, nunca exalte las emociones sobre la verdad. La verdad es que usted es amado (Romanos, 8. 38-39), es hijo de Dios (Juan, 1. 12), es amigo de Jesús (Juan, 15. 15), es libre (Gálatas, 5. 1), es creación de Dios (Efesios, 2. 10), es elegido, santo y sin culpa delante de Dios (Efesios, 1. 4). Él es fiel (1 Tesalonicenses, 5. 24) y nunca lo dejará (Deuteronomio, 31. 6), sus pensamientos por usted superan la arena del mar (Salmos, 139. 17-18), y así podría seguir. Hable la verdad de Dios sobre sí mismo y sobre los que lo rodean.

Práctica:

Escriba alguna de sus historias de vida y compártala con alguien.

_____
_____
_____

Preguntas:

1. ¿Qué pensamientos y emociones surgen cuando piensa en compartir su historia con alguien?

_____
_____
_____

2. ¿Cuáles son tres experiencias positivas que le gustaría crear en su vida para el próximo mes?

_____
_____
_____

Sección III:
Técnicas de relajación:
el inicio para disminuir la ansiedad

*"Cuando entiendo que todo lo que me sucede
es para hacer que me parezca más a Cristo, se soluciona
mucha de mi ansiedad".*
— A.W. Tozer

Quiero hablar de los ejercicios que podemos implementar para disminuir la intensidad de nuestro temor y las respuestas físicas de la ansiedad (incremento en el ritmo cardiaco y la respiración, manos sudorosas, mariposas en el estómago). Como mencioné en la Introducción, coloqué las técnicas cognitivas antes de los ejercicios de relajación, porque descubrí que la mayoría de la gente quiere tener la sustancia del libro al principio. Sin embargo, considero que las técnicas cognitivas son la carne y los ejercicios de relajación son el ablandador de la carne. Debemos aprender a relajarnos para utilizar las técnicas cognitivas de manera más efectiva. Para muchas personas, practicar los ejercicios cognitivos puede generar ansiedad. Examinar nuestro pensamiento de vida para controlar nuestros pensamientos ansiosos requiere que pensemos en los sucesos que nos producen ansiedad. Por lo tanto, aprender a relajarnos nos permitirá reducir nuestra ansiedad lo suficiente como para implementar las técnicas cognitivas. Recuerde que la amígdala necesita experimentar cierta ansiedad durante la exposición (enfrentar nuestra ansiedad) para que sepa que el evento que la dispara no es peligroso.

Todas las disciplinas que discutimos en esta sección se han probado clínicamente para ayudar a reducir la ansiedad.

Capítulo 10.
Meditar en la palabra de Dios

"De hecho, vivimos en un mundo hambriento de soledad,
silencio y privacidad: por lo tanto,
hambriento de meditación y amistad verdadera".
— C.S. Lewis

Elizabeth está sentada en su carro, escondida. Su carro es el único lugar en el que ella puede huir de todo el ruido en su casa llena de niños. Tiene su Biblia y está leyendo estas palabras: "No dejen que el corazón se les llene de angustia; confíen en Dios y confíen también en mí. En el hogar de mi Padre, hay lugar más que suficiente. Si no fuera así, ¿acaso les habría dicho que voy a prepararles un lugar? Cuando todo esté listo, volveré para llevarlos, para que siempre estén conmigo donde yo estoy. Y ustedes conocen el camino que lleva a donde voy" (Juan, 14. 1-4). Las palabras consuelan el corazón de Elizabeth. Ella medita en cada palabra y permite que cambien su corazón y su mente. Ella sabe que puede confiar en Dios, pero a veces es difícil. Acepta la palabra de Cristo que está preparando un lugar para ella, y que pasará la eternidad con él. Su corazón está turbado porque ha quitado sus ojos de Jesús. En esta ocasión, la Palabra ha traído sus pensamientos de vuelta a Dios. La presencia del Espíritu Santo en el carro llena a Elizabeth de paz. Después de cerca de quince minutos, ella ha rejuvenecido y está lista para regresar al caos.

Mi ejercicio favorito de relajación es la meditación. El diccionario Merriam-Webster la define como "el acto o proceso de pasar tiempo en quietud".[43] La meditación no es pasiva. Es pensar en algo profundamente. Comprobar e interiorizar la información para que se convierta en parte de lo que es. Renovamos nuestra mente cuando interiorizamos la Palabra de Dios. Josué, 1. 8 dice: "Medita en [la Palabra] de día y de noche". En el versículo nueve, se nos comunica que no tengamos miedo. ¿No es interesante cómo Dios menciona la meditación en su Palabra junto con no tener miedo? Otros versículos que hablan de meditar en la Palabra de Dios son:

- Meditaré en tus mandamientos y reflexionaré sobre tus caminos (Salmos, 119. 15).
- Ayúdame a comprender el significado de tus mandamientos, y meditaré en tus maravillosas obras (Salmos, 119. 27).
- Me quedo despierto durante toda la noche, meditando en tus promesas (Salmos, 119. 148).
- Oh Dios, meditamos en tu amor inagotable, mientras adoramos en tu templo (Salmos, 48. 9).

Algunos creyentes podrían ser escépticos con respecto a la meditación. A menudo pensamos en la meditación oriental que no proviene de una perspectiva bíblica. La meditación que se basa en principios bíblicos es un poco diferente de la meditación oriental que intenta *vaciar* la mente. La meditación cristiana trata de llenar la mente. Queremos llenar nuestras mentes con la Palabra de Dios. Queremos estar firmes y escuchar la voz de Dios. La meditación en las Escrituras se enfoca en internalizar y personalizar la Palabra de Dios. Richard Foster, en su libro *Celebración de la Disciplina*, describe la meditación de una manera hermosa. Él dice que "la comunión interna de este tipo transforma la personalidad interna. No podemos quemar la llama eterna del santuario interior y permanecer igual, porque el Fuego Divino consumirá todo lo impuro. Nuestro Maestro Eterno siempre nos guiará hacia 'la rectitud

---

43 Merriam-Webster, s.f. definición 1, Recuperado de: https://www.learners.dictionary.com/definition/meditation

y la paz, y el gozo en el Espíritu Santo' (Romanos, 14. 17)".[44] Y también agrega: "Meditación en las Escrituras, se centra en internalizar y personalizar el pasaje. La Palabra escrita se convierte en la palabra viviente que se dirige a usted."[45] Dios quiere hablarnos y animarnos a través de su Palabra.

Hemos hablado de cablear y recablear el cerebro. Debemos controlar nuestros pensamientos ansiosos para disminuir la fuerza de nuestros patrones ansiosos en nuestros cerebros. También debemos reemplazar y crear nuevas neurovías que sean saludables y que proporcionen paz. La meditación es un ejercicio que realiza ambas actividades. Meditar en la Palabra de Dios crea circuitos nuevos y saludables en nuestro cerebro. Santiago, 1. 21 nos dice que "la Palabra de Dios sembrada en nosotros, puede salvar nuestras almas." (paráfrasis de la autora).

No hay sólo una forma correcta de meditar en la Palabra de Dios. Algunos teólogos recomiendan escoger un versículo y meditar en el diariamente por una semana. Escriba sus pensamientos y oraciones a medida que medite. Enseguida puede volver a leer lo que ha aprendido y escuchado de parte de Dios. A continuación, se presenta un ejemplo de meditar en una Escritura específica por una semana.

- Día 1: elija uno o dos versículos y léalos una y otra vez por dos minutos.
- Día 2: pregúntese qué le está diciendo Dios en estos versículos.
- Día 3: piense sobre lo que le dicen estos versículos acerca de qué es Dios.
- Día 4: reflexione acerca de lo que le está diciendo Dios en estos versículos.
- Día 5: escriba sobre cómo quiere Dios que responda a estos versículos.
- Día 6 y 7: repase los cinco primeros días de sus notas y pase tiempo en quietud y escuchando la voz de Dios. Tome tiempo para adorar a su Padre celestial por lo que Él es.

Medite en estas cosas, permita que Dios le hable al corazón. No se sorprenda cuando se distraiga. Tan pronto como note la distracción, vuelva a la lectura del versículo. A medida que pueda enfocarse por mayor tiempo, agregue más tiempo a su práctica de meditación. Entonces agregue más versículos.

---

44 Foster, Richard, *La Celebración de la Disciplina: hacia una vida espiritual más profunda,* Harper & Row, San Francisco, CA, 1988, 223 pp.

45 Ibid.

Permanezca en quietud y escuche al Espíritu Santo que lo ministra. "Quédense quietos y sepan que yo soy Dios" (Salmos, 46. 10).

A continuación, y utilizando los puntos anteriores, presento un ejemplo de cómo sería meditar en la palabra de Dios, utilizando versículos que tienen que ver con reducir la ansiedad.

- Día 1: le pido a Dios que hable a mi corazón y mente a través del tiempo que paso leyendo Su palabra. Después leo Filipenses, 4. 6-7. "No se preocupen por nada; en cambio, oren por todo. Díganle a Dios lo que necesitan y denle gracias por todo lo que él ha hecho. Así experimentarán la paz de Dios, que supera todo lo que podemos entender. La paz de Dios cuidará su corazón y su mente mientras vivan en Cristo Jesús". Leo los versículos lentamente, varias veces, luego termino mi meditación con oración, confesión, agradecimiento y petición.
- Día 2: le pido a Dios que me enseñe y guíe a través de mi meditación. Leo una y otra vez los versículos y me pregunto qué me está diciendo Dios en estos versículos. Dios está diciéndonos "no se preocupen por nada. En lugar de eso, oren y traigan todo al Señor, con acción de gracias". Entonces, él les dará una paz que va más allá de lo que podamos entender. A través de Cristo, el Padre guardará nuestra mente y corazón. Finalizo mi meditación con alabanza y gratitud.
- Día 3: le pido a Dios que me hable y reflexiono en su palabra. Leo los versículos una y otra vez y me cuestiono sobre qué dicen estos versículos respecto a quién es Dios. Mientras reflexiono las palabras, veo que Dios es amoroso. Es un Padre que quiere escuchar a sus hijos. Su palabra me dice que es fiel y que quiere lo mejor para sus hijos. Estos versículos también me dicen que Dios es paz. Él desea darnos una paz que está más allá de nuestro entendimiento. Termino mi tiempo con alabanza por lo que Dios es.
- Día 4: inicio pidiendo a Dios que trabaje en mi corazón y en mi mente, que me cambie para que sea más como él es. Leo Filipenses, 4. 6 -7 y me pregunto de qué manera me están hablando estos versículos. Siento que lo que Dios está diciendo es, que, en lugar de preocuparme por mi situación, él quiere que deje todos mis temores a sus pies, que ore por ellos, le pida que me dé su paz y sabiduría, le agradezca por lo que él es y

todo lo que ha hecho y lo que él hará. Sus palabras también me dicen que él me ama. Él quiere lo que es mejor para mí. Él está en control. Termino mi meditación agradeciendo a Dios por mi relación con él. Deposito mis cargas y ansiedades a sus pies. Le agradezco por la paz que me proporciona. Confieso mis pecados y lo alabo por ser quien es él.

- Día 5: me presento ante Dios y le pido que abra mi corazón y mi mente a su Palabra. Leo los versículos y me pregunto cómo quiere Dios que responda a estos versículos. A medida que analizo los versículos durante la semana y hablo con Jesús acerca de mi ansiedad, mis temores disminuyen. Cuando siento ansiedad por este asunto, voy directo al Señor. Ya que dejar mis cargas a sus pies me ayuda a aliviar algo de mi ansiedad, quiero hacer esto tan pronto como experimento preocupación. Mientras más tiempo me permita sentir ansiedad, el temor se hace más fuerte. Enseguida oro, recordando quién es Dios y lo que él ha hecho. Él es digno de confiar. Le agradezco por su paz, la paz que va más allá de mi entendimiento.
- Días 6 y 7: leo una y otra vez los versículos y las notas en mi diario. Hice los primeros cinco días. Paso tiempo en meditación tranquila. Enseguida alabo a mi Padre celestial.

Sus respuestas a las preguntas de cada día serán diferentes a las mías. Cómo quiere Dios que responda a los versículos puede variar de cómo quiere él que yo responda. Cada persona necesita atender su voz suave y apacible, y escuchar lo que quiere decir directamente a cada uno. Puede agregar versículos o puede hacer todos los pasos en un día. Descubra qué es lo que funciona para usted. La meta es pasar tiempo con la Palabra de Dios y disfrutar su presencia.

Le animo firmemente para que no apresure su meditación en las Escrituras. La meta no es sólo pasar por los versículos, sino que los versículos pasen a través de usted. De esa forma renovamos nuestra mente y corazón.

Práctica:

Escoja un versículo de la Biblia para meditar durante una semana. Puede utilizar la técnica expuesta en este capítulo o utilizar otro ejercicio de meditación con el que esté familiarizado. Anote sus pensamientos y oraciones cada día.

_____

_____

_____

Preguntas:

1. ¿Cuáles son sus pensamientos respecto a su meditación en la Palabra de Dios?

_____

_____

_____

2. ¿Cómo le ha impactado la meditación en este versículo? ¿Fue beneficioso? Si su respuesta es positiva, ¿en qué forma? Si su respuesta es negativa, intente con otro versículo, o medite en un versículo con alguien más y discuta su experiencia.

_____

_____

_____

Capítulo II.
Conciencia plena

*"Algunas personas pasan tanto tiempo
preocupándose por lo que podría pasar,
que nunca disfrutan lo que está sucediendo.
Viva un día a la vez. Después de todo,
hoy es el mañana por el que se preocupó ayer".*
— Billy Graham

Imagine... Un feroz tigre lo está persiguiendo. Corre tan rápido como puede, pero llega a la orilla de un acantilado. Mirando hacia atrás, ve al tigre a punto de abalanzarse. Afortunadamente, nota que hay una cuerda colgando sobre la orilla del acantilado. Toma la cuerda y baja lejos del alcance del tigre. ¡Estuvo cerca! Pero, ahora, mira hacia abajo, a 152 metros abajo y observa las rocas filosas. Hacia arriba, el tigre está agachado y esperando, y ve dos ratones hambrientos que están mordisqueando la cuerda. ¿Qué hacer? Cerca, frente al acantilado, nota una fresa. Cuidadosamente, la arranca y se la come toda. "Qué rico", menciona. "Es la fresa más deliciosa que he probado en mi vida".

Ésta es una antigua historia que volvió a contar Brennan Manning. Después de contarla, hace una pregunta interesante: "¿Qué nos dice esta historia? ¡Tome el regalo de este momento! Si está preocupado con las rocas abajo o el tigre arriba —con su pasado o su futuro—, extrañará la fresa que Dios quiere darle en este momento".[46] Esto es conciencia plena. Estar en el presente donde la vida está sucediendo.

---

46 Manning, Brennan, *El Evangelio de los andrajosos,* Multnomah Publishers, Colorado Springs, CO, 2005, 272 pp.

La conciencia plena es otro ejercicio para reducir la ansiedad y depresión. Implica poner atención a lo que está sucediendo en el momento sin dejar a la deriva las preocupaciones acerca del pasado o del futuro. Y ya que la depresión viene de pensar el pasado y la ansiedad viene de pensar en el futuro, permanecer en el presente es el mejor lugar, porque allí es donde la vida sucede.

La mayoría de nuestras mentes se pierden con facilidad. Cuando esto sucede, vuelva su atención al presente sin juzgarse por estar distraído. A medida que practique conciencia plena, es posible que redirija sus pensamientos al presente una docena de veces. A medida que se vuelve más hábil, su mente se perderá cada vez menos. "La atención plena nos permite interrumpir las reacciones automáticas, reflexivas de lucha, huida o quedarse helado —reacciones que pueden conducir a la ansiedad, temor, presentimientos y preocupaciones—. Al traer la conciencia plena a nuestra experiencia del momento presente, podemos aumentar la probabilidad de ejercer un control más consciente sobre nuestros comportamientos y actitudes".[47]

Hay diferentes puntos de vista con respecto a la consciencia plena, así como diferentes estilos de ejercicios de conciencia plena. Precisamente porque la conciencia plena tiene orígenes religiosos orientales, necesitamos entender la diferencia entre el punto de vista oriental o budista y el punto de vista cristiano. Los budistas creen que la conciencia adquirida a través de la meditación mental es un poder que les ayuda a alcanzar la iluminación. Para un budista, la iluminación consiste en encontrar la verdad acerca de la vida y alcanzar el Nirvana, lo que rompe el ciclo de la muerte y el renacimiento o reencarnación. Sin embargo, cuando yo hablo de conciencia plena o meditación, no me estoy refiriendo al pensamiento oriental. La conciencia plena cristiana es estar en el momento y enfocarse en las experiencias que Dios ha puesto frente a nosotros aquí, en este momento. Isaías, 43. 18 dice: "Olviden las cosas pasadas; no vivan en el pasado". Mateo, 6. 34 expresa: "No se preocupen por el mañana, porque el día de mañana traerá sus propias preocupaciones". Por lo tanto, no necesitamos pensar en el pasado o preocuparnos por el futuro, sino vivir el día de hoy. Mientras más permanezcamos en el presente, más experimentaremos la vida.

---

47 Stahl, Bob (1 de agosto de 2023). *10 Mindful attitudes for reducing anxiety* [*10 actitudes conscientes para reducir la ansiedad*]. Recuperado de https://www.mindful.org/10-mindful-attitudes-decrease-anxiety

Puede vivir el momento presente enfocándose en lo que esté haciendo. La clave está en usar sus cinco sentidos tanto como le sea posible. Si está lavando los platos, puede permanecer en el momento al enfocarse en la temperatura del agua y la sensación del jabón en sus manos. Escuche el sonido de los platos y el correr del agua. Preste atención al aroma del jabón de platos que está usando. Utilice tantos de sus sentidos como le sea posible.

Otro ejemplo de conciencia plena es cuando está caminando por la playa. Sienta la arena entre sus dedos. Perciba los olores del océano. Escuche el choque de las olas. Disfrute la belleza de la creación de Dios.

Imparto un curso de cuatro semanas sobre la ansiedad. Al final del curso, pregunto a los participantes cuál fue su ejercicio favorito. La mayoría de los asistentes contesta que fue la práctica de conciencia plena. Puede ser porque utilizo chocolate, pero creo que es porque la conciencia plena es una experiencia muy llena de paz. Tengamos juntos conciencia plena. Tome un chocolate o cualquier cosa que sea deliciosa para usted. Siempre les doy trozos de zanahoria a quienes no comen chocolate. Tenga cuidado, es común distraerse. Mientras está tratando de estar consciente, surgirán pensamientos que no les pertenecen en su cabeza. Está bien. Cuando se descubra a la deriva, regrese a sus ejercicios. Enfóquese en sus cinco sentidos. Caminemos paso a paso. Habrá acciones que mencione que es posible que no apliquen a su experiencia, ya que están usando algo diferente al chocolate. Sólo ignórenlo y permítase continuar tanto como les sea posible.

Empecemos:

- Primero, tome dos respiraciones lentas y profundas.
- A través de su nariz, respire profundamente.
- Sostenga por un segundo.
- A continuación, exhale por medio de su boca.
- Repita.
- Desenvuelva el chocolate.
- *Escuche* el sonido que hace el papel mientras abre el dulce.
- *Observe* la pieza de chocolate en su mano.
- *Perciba* el color café oscuro y el nombre del dulce grabado en el chocolate.
- Sea consciente de cómo se *siente* el dulce en sus dedos. ¿Está empezando a derretirse? ¿Se *siente* suave o tiene cacahuates que le dan al dulce una *textura* irregular?

- Ahora, *huela* el dulce. ¿A qué *huele*? ¿Qué le recuerda el *olor*? ¿Percibe cualquier otro *olor* además de la cocoa? Tal vez caramelo, sal de mar, almendras o mantequilla de maní.
- Tome un momento para disfrutar la fragancia que el dulce emana.
- Tome una pequeña mordida del dulce.
- ¿A qué *sabe*? ¿El *sabor* dominante es el *sabor* de la cocoa o es algo más? ¿Hay algún indicio de sal de mar, caramelo o menta? Espero que su *sabor* sea increíble.
- A medida que mastica el chocolate, *sienta* el chocolate en su lengua.
- Páselo por su boca. ¿Es suave? ¿Está resbaloso? ¿Hay chocolate en sus dedos o labios?
- Cuando mastica, ¿hay algún *ruido* que hace el dulce en su boca? ¿Puede *oler* el chocolate mientras está masticando?
- Adelante, trague el chocolate.
- *Siéntalo* bajando por su garganta. ¿Se pasó suavemente?
- Trague de nuevo y disfrute los *sabores* cuando el chocolate baja.
- Ponga el resto del chocolate en su boca.
- Nuevamente, note los *sabores* y el *aroma*.
- Sea consciente de cómo se siente en su boca.
- *Mire sus* dedos y *vea* si hay chocolate pegado en ellos. Si es así, lama sus dedos para limpiarlos.
- Disfrute este momento en el presente.

¿Cómo estuvo eso? Creo que necesito dejar de teclear para ir por un chocolate. Ahora, no recomiendo siempre ir por un chocolate para practicar el estar consciente. Queremos tener conciencia plena todos los días. Sea intencional respecto a estar presente, sin importar que esté haciendo. Una y otra vez, las investigaciones demuestran que la conciencia plena es una práctica excelente para nuestra salud mental. Los estudios muestran que la conciencia plena nos beneficia, no sólo mental, sino también física, emocional y espiritualmente. Los estudios señalan que la meditación consciente puede ayudar a aliviar los diferentes tipos de estrés psicológico como la ansiedad, depresión y el dolor.[48]

---

48 s.f. Recuperado de https://jaanetwork.com/journals/jamainternalmedicine/fullarticle/1809754

La Dra. Elizabeth Hoge, una profesora asistente de psiquiatría en la Escuela Médica de Harvard, dice que "la meditación plena tiene mucho sentido en el tratamiento de la ansiedad. Las personas tienen problemas para lidiar con pensamientos poderosos que les distraen. No pueden distinguir entre un pensamiento para resolver problemas, y una preocupación persistente que no tienen ningún beneficio". Ella explica que "si tiene preocupaciones que no son productivas, puede entrenarse para experimentar esos pensamientos de una manera completamente diferente. La conciencia plena le enseña a reconocer, 'Oh, ahí está ese pensamiento otra vez, he estado ahí antes'. Pero es sólo eso, un pensamiento, y no parte del verdadero yo".[49] Algo tan simple como estar presente en el momento, y no juzgándose a sí mismo cuando se distrae, puede impactar de manera significativa sus procesos de pensamiento y sentimientos de ansiedad. Un estudio descubrió que las personas que habían participado en un programa de ocho semanas de meditación consciente siguieron mostrando una disminución en la ansiedad tres años después.[50] Los efectos positivos de la práctica de conciencia plena para reducir la ansiedad se *experimentaban tres años después.* Eso es poderoso.

Anteriormente, comentamos acerca de la amígdala, el centro del cerebro que regula la ansiedad y la respuesta pelear-pelear-paralizar. La investigación ha demostrado que un curso de ocho semanas de meditación consciente puede reducir la amígdala. A medida que la amígdala se redujo, la corteza prefrontal (la parte del cerebro que es responsable de la toma de decisiones) se hace más gruesa. La cantidad de cambio correlacionado al número de horas de práctica de meditación consciente.[51] Lo que esto significa para nosotros es: podemos estar más atentos y menos ansiosos bajo estrés. ¡Yupi!

---

49 Ibid.

50 Miller, J., Fletcher, K. y Kabat-Zinn, J (Mayo de 1995). *Three-year follow-up and clinical implications of a mindfulness meditation-based stress reduction intervention in the treatment of anxiety disorders* [*Seguimiento de tres años e implicaciones clínicas de una intervención de reducción del estrés basada en la meditación consciente en el tratamiento de los trastornos de ansiedad*]. Recuperado de https://www.sciencedirect.com//science/article/pii/016383439500025M

51 Ireland, Tom (12 de junio de 2014). *What does mindfulness meditation do to your brain?* [*¿Qué le hace la meditación plena a tu cerebro*]. Recuperado de https://blogs.scientificamerican.com/guest-blog/what-does-mindfulness-meditation-do-to-your-brain/

Estar atentos nos permite bajar el ritmo y ser más conscientes en dónde centramos nuestra atención. Nos hacemos más conscientes del mundo a nuestro alrededor. Cuando estamos presentes, conocemos mejor nuestras emociones y podemos hacer que trabajen *para* nosotros, en lugar de contra nosotros. La atención enfocada también nos permite aprender más fácil y eficientemente. Estar presente es donde la vida sucede, y mientras más presentes estemos, más satisfactoria será la vida.

Se dice que 40-45 por ciento de lo que hacemos es automático.[52] Esto indica que no pensamos en lo que estamos haciendo, porque esto se ha hecho, bueno, en *automático*. No tenemos que pensar en cómo regresar a casa del trabajo. Manejamos a casa y dejamos que nuestras mentes divaguen. ¿Cuánto de nuestra vida perdemos porque no estamos concentrados en el momento? La vida se vive en el momento y, cuando no estamos conscientes, nos perdemos.

Cuando mi hija y yo escalamos, tomamos al menos un momento para detenernos y estar conscientes de nuestro alrededor. Vemos el océano, las nubes algodonadas en el cielo, o las flores floreciendo. Tratamos de captar una impresión de lo que estamos contemplando. El otro día, nuestro camino estaba mojado. Notamos miles de telarañas en la maleza, todo cubierto en rocío, así que eran fáciles de ver. A dondequiera que mirábamos, colgaban entre las ramas, redes perfectamente hechas. Era una vista fantástica. Estábamos tan agradecidas por la oportunidad de notar, no sólo la belleza, sino también lo sorprendente que es la creación de Dios. Nuestros cinco sentidos son un regalo tan maravilloso de Dios. Usémoslos para ayudarnos a estar presentes.

---

52 *S.f.* Recuperado de https://hbt.org/2012/06/habits-why-we-do-what-we-do

Práctica:

Tome cinco o diez minutos para estar consciente.

Preguntas:

1. ¿De qué actividad fue consciente? ¿Cómo fue la experiencia para usted?

___

___

___

2. ¿Le gustaría que la conciencia plena fuera parte de su vida diaria? ¿Por qué sí? ¿Por qué no?

___

___

___

Capítulo 12.
Otros ejercicios de relajación

"La preocupación no vacía el mañana de sus penas.
Vacía el hoy de su fuerza".
— Corrie Ten Boom

"¡Piiii!, ¡piiii!, ¿qué esperas?, ¿no ves que está en verde?". "Muévase, ¿por qué entró en mi carril?, ¡estoy apurado, señora!". "Voy a llegar tarde a mi clase de la Biblia. Me gustaría que las personas prestaran atención. Mire a ese niño en su teléfono. Con razón maneja tan lento. Detesto llegar tarde. Eso me estresa. Si llego tarde, no pongo un buen ejemplo a otras mujeres. ¡Oh no! Michelle me está saludando. Espero que no me haya visto, su líder de estudio de la Biblia rebasó bruscamente el SUV. Aquí voy otra vez, manejando como una loca para estar a tiempo. Necesito calmarme".

Respiro profundo y relajo mis hombros. Escucho algo de música de alabanza para calmar mi espíritu. Sólo respira. Llegaré cuando llegue.

Otros ejercicios de utilidad para reducir la ansiedad e incrementar la relajación son: respiración profunda, relajación muscular progresiva y acceder a los recuerdos positivos. Algunos de ustedes podrían estar pensando, "¿cómo se supone que voy a hacer todas esas cosas?". Sólo el pensar en ello le hace sentir una gran cantidad de ansiedad. Yo le animo: la mayoría de estas ideas toman muy poco tiempo. Puede practicar la respiración profunda mientras está manejando o sentado en su computadora. Acceder a recuerdos positivos, tampoco lleva mucho tiempo. Les hablaré de algunas otras técnicas útiles en este libro, pero no tienen que hacerlas todas para reducir la ansiedad. Intenten algunas de ellas para que determinen cuales les benefician más.

Respiración profunda

Frecuentemente, cuando nos sentimos ansiosos, respiramos más rápidamente y nuestras inhalaciones son más profundas. La respiración rápida y profunda es un síntoma típico cuando estamos en la respuesta pelear-pelear-quedarse inmóvil. Al tomar el control de nuestra respiración, le decimos a nuestros cerebros, específicamente a nuestra amígdala, que estamos bien y que no necesitamos estar en respuesta de estrés.

La respiración profunda es una de las técnicas más comunes de conciencia plena. Las investigaciones demuestran que controlar la respiración ayuda a tranquilizar las respuestas innecesarias de estrés.[53] La respiración profunda es aprender a tomar inhalaciones adecuadas mientras se enfoca en la misma inhalación. Hay algunos tipos de respiración profunda. La respiración diafragmática o abdominal es la más efectiva. La respiración abdominal es mi técnica para reducir la ansiedad. La uso todos los días. Me enfoco en inhalaciones profundas cuando estoy en la fila de la tienda de abarrotes, manejando mi carro o antes de que tengo algo desafiante que hacer. Practicar la respiración profunda y lenta me tranquiliza de inmediato.

Con la respiración profunda y rápida no exhalamos suficiente dióxido de carbono (CO_2) y no inhalamos suficiente oxígeno (O_2), lo que puede causar mareo y entumecimiento en las manos y cara. Cualquiera que ha sufrido un ataque de pánico puede entender a lo que me refiero. Este tipo de respiración puede añadir o intensificar los síntomas físicos de la ansiedad. La respiración profunda nos ayuda a relajarnos y a enfocarnos. También regula la cantidad de oxígeno y dióxido de carbono que nuestros cuerpos necesitan. La respiración

---

[53] *Relaxation techniques: Breath control helps quell errant stress response (Técnicas de relajación: el control de la respiración ayuda a sofocar la respuesta errática al estrés). (2020, julio 6).* Harvard Health Publishing. Recuperado de https://www.health.harvard.edu/mind-and-mood/relaxation-techniques-breath-control-helps-quell-errant-stress-response

profunda es fácil de hacer y podemos implementarla en cualquier momento y lugar. La respiración profunda adecuada se hace suavemente, profundamente y principalmente con nuestro abdomen. Observe como respira un bebé o un cachorro. Ellos respiran principalmente con su abdomen. El siguiente diagrama muestra que cuando sacamos la barriga al inhalar, nuestros pulmones se expanden, lo que permite que entre más oxígeno en nuestros pulmones.

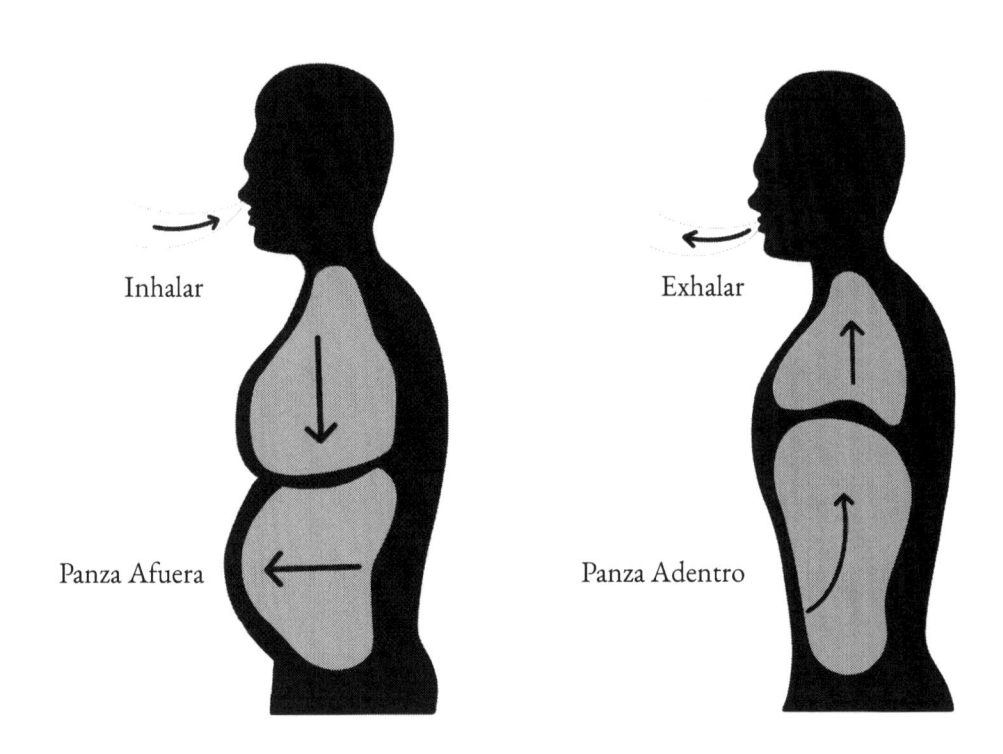

Inhalar — Panza Afuera

Exhalar — Panza Adentro

Además de expandir nuestros pulmones, la respiración abdominal estimula el nervio vago. El nervio vago es el nervio craneal más largo que va desde el tallo cerebral al colon. Dos cosas importantes suceden cuando estimulamos el nervio vago. El nervio vago libera químicos antiansiedad en el cuerpo y activa el sistema nervioso parasimpático (PNS, por sus siglas en inglés). Si recuerda nuestra discusión acerca del funcionamiento del cerebro y la ansiedad, el sistema nervioso parasimpático es responsable de la respuesta de relajación. El setenta y cinco por ciento de todas las fibras nerviosas del parasimpático en el cuerpo vienen del nervio vago. Por lo tanto, cuando estimulamos el nervio vago a través de la respiración abdominal, impactamos el SNP (PNS, sistema nervioso parasimpático, por sus siglas en inglés) o la respuesta de relajación. La respiración profunda, en especial la respiración abdominal, es una herramienta esencial en nuestra caja de herramientas de *Victoria sobre la Ansiedad*.

Para ser hábiles en la respiración profunda, necesitamos pasar tiempo practicando.

Instrucciones para la respiración abdominal:

- Primero, recuéstese de espalda o siéntese derecho en una posición cómoda. Ponga su mano en el estómago, justo debajo de sus costillas y la otra mano en su pecho.
- Enseguida, tome una respiración profunda por la nariz y permita que su estómago empuje su mano hacia afuera. La mano en su pecho no debe moverse. Sostenga su respiración por dos o cinco segundos.
- A continuación, respire por su boca. Su mano en el estómago, debe moverse hacia adentro. Puede facilitar su respiración usando gentilmente esta mano para empujar todo el aire hacia afuera.

Tome su tiempo en cada respiración. Mientras esté haciendo este ejercicio, esté consciente de su respiración. Escuche el sonido que su respiración hace, sienta el aire entrar por sus fosas nasales y salir por su boca. Esté consciente de que sus pulmones se están llenando con aire.

Cuando utilizo respiración profunda, a menudo agrego algo que aprendí de Xóchitl Dixon en su libro *Esperando por Dios: confianza diaria en los planes de Dios y en su paz*. Al finalizar cada devocional, anima al lector para que "inhale la verdad de la Escritura, exhale oraciones de honestidad y convicción, y descanse en el eterno amor de Dios."[54]

Cada vez que necesite tranquilizarse y reducir los sentimientos de ansiedad, implemente la respiración abdominal. Una vez que sea experto en respiración abdominal, no necesitará utilizar sus manos, y la puede practicar en cualquier

---

54 Dixon, Xochitl, *Waiting for God: Trusting Daily in God's Plan and Pace* (Esperando por Dios: confianza diaria en los planes de Dios y en su paz), Grand Rapids, MI, Discovery House, 2019, 176 pp.

posición. Eso es todo. Si encuentra que batalla con la respiración abdominal, está bien. Sólo enfocarse en su respiración es útil. La mayoría de nosotros, de manera natural, respiramos usando nuestro pecho. Si encuentra que es más cómodo tomar respiraciones lentas y profundas con su pecho, en vez del abdomen, hágalo así. Parte de los beneficios de la respiración profunda es estar consciente de ello. Enfocarse en su respiración mejora su conciencia de estar en el presente. Practicar la respiración profunda por cinco minutos, tres veces al día, aumentará la conciencia de su respiración y creará un hábito saludable.

A continuación, un excelente ejercicio de respiración para niños. Consiga una flor perfumada y encienda una vela. Solicite a los niños que tomen una respiración profunda y que perciban el aroma de la flor. Enseguida, pídales que exhalen lentamente y apaguen la vela. Después de unos cuantos ejercicios, puede omitir la utilería y animarlos a que tomen una respiración profunda, huelan la flor y apaguen la vela. No tiene que emplear utilería para enseñarles esta técnica. Lo hace más divertido y les proporciona una gran imagen, pero puede enseñarles utilizando imágenes también. Hable con ellos de qué tan bien se siente tomar respiraciones lentas y profundas. Explique en términos simples que este tipo de respiración puede ayudarles a calmarse y sentirse con menos miedo.

Relajación Muscular Progresiva

La relajación muscular progresiva (RMP) es otro ejercicio excelente para reducir la ansiedad.

Recuerde, un síntoma común de ansiedad es la tensión muscular. Al relajar los músculos, le está diciendo a su cerebro que está bien y no ansioso. La RMP (PMR, por sus siglas en inglés) reduce el estrés y la ansiedad, aumenta la concentración, ayuda a proveer una mejor perspectiva de la vida, mejora el ánimo, incrementa el estado de bienestar, eleva los niveles de energía, mejora el sueño y fortalece el sistema inmune.[55] La Relajación Muscular Progresiva, tambien disminuye el cortisol (la hormona del estrés).

---

55 Kerkar, Pramod (29 de abril de 2017). *What is Progressive Muscle Relaxation? (¿Qué es la relajación muscular progresiva?)*. Recuperado de https://www.epainassist.com/fitness-and-exercise/progressive-muscle-relaxation

Practiquemos. Al principio, cuando se aprende esta técnica, es mejor practicar usando ropa cómoda y sin zapatos.

- Recuéstese o siéntese en una posición cómoda. Ponga sus brazos a su lado. Intente relajarse completamente y piense en un recuerdo feliz o en un versículo especial de la Biblia. Puede utilizar música de relajación si necesita más estructura.
- Primero, tome un par de respiraciones profundas y sostenga por tres segundos. Enseguida tome una respiración profunda por su nariz y sostenga por un momento mientras tensa las puntas y sus pies. Apriete tan fuerte como pueda, a la cuenta de cinco (sosteniendo su respiración a medida que aprieta). Me gusta contar en miles (mil, mil uno, mil dos, hasta cinco). Si le parece que cinco segundos es mucho, sostenga la respiración el tiempo que le resulte cómodo. Mientras cuenta, observe que tan apretados se sienten los dedos de los pies y el pie. Si le da un calambre, lo que a veces sucede, estírese y comience de nuevo o pase al siguiente grupo muscular. Después de cinco segundos, respire por su boca y relaje esos músculos. Después de que ha aflojado los músculos en los dedos y pies, sea consciente de cómo cómo se sienten sus músculos y note cómo están de relajados.
- Luego de relajarse por cinco segundos aproximadamente, tome otra respiración profunda, apriete otra vez los músculos de los pies y dedos, y agregue los músculos de la pantorrilla. Cuente hasta cinco lentamente, note la tensión en esos grupos de músculos. Exhale y relájese por cinco segundos, identificando qué tan relajados se sienten esos músculos, y entonces muévase al siguiente grupo de músculos.

El orden a continuación de los músculos de la pantorrilla es:

- Muslos
- Nalgas
- Músculos pélvicos (que incluye los ejercicios de Kegel)
- Abdomen
- Espalda y pecho
- Hombros, brazos y manos
- Cuello y cara

Por cada adición, incluya todos los grupos de músculo que ya ha hecho. Al final, estará tensando cada músculo en su cuerpo a la vez. Recomiendo tensar todo el cuerpo un par de veces para completar el ejercicio. Después tome una última y profunda respiración, y sonría, conociendo que ha hecho algo bueno para usted mismo. Después de practicar esta técnica en casa y que se familiarice con ella, utilícela a cualquier hora en cualquier lugar. No necesita sentarse o tirarse en el piso. Sería un poco extraño tirarse al piso en el trabajo o en el suelo de la tienda de abarrotes. No tiene que completar todo el proceso para sentirse relajado. Sólo note cualquier tensión en su cuerpo y empiece a relajarse y a dejar que la presión se vaya. Es posible que deba tensar los músculos tensos aún más, para exagerar el estrés y luego poder experimentar el alivio de liberar la tensión. Enseguida de que haya relajado los músculos tensos, note qué tan relajado se siente.

A continuación, una técnica divertida de relajación muscular para niños. Enséñeles acerca del Hombre de Hojalata y el Espantapájaros si nunca han visto *El Mago de Oz*. Luego, muéstreles cómo se ve ser el Hombre de Hojalata y el Espantapájaros. Haga que jueguen con usted, anímelos a que actúen como si fueran el Hombre de Hojalata apretando todos sus músculos. Cada músculo debería estar rígido, como lata. Dígales que noten como se sienten sus músculos cuando están apretados. Ahora, anímelos a que actúen como si fueran el Espantapájaros y que hagan que sus músculos estén completamente relajados, como si no tuvieran ningún músculo. Es posible que necesiten dejarse caer en el piso. Pregúnteles cómo se sienten sus músculos cuando ellos son como paja. Haga que repitan el proceso tantas veces como quieran. Complete el ejercicio preguntándoles cómo fue la experiencia de ser los dos personajes. Enséñeles que es muy bueno para nuestras mentes y cuerpos relajar nuestros músculos cuando tenemos miedo, estamos enojados o estresados. Cuando note que el niño está muy emocional, dígale que es tiempo de jugar al Hombre de Hojalata y el Espantapájaros, y juegue con ellos.

Acceder a Recuerdos Positivos

Incluyo la técnica de Acceder a Recuerdos Positivos para reducir la ansiedad porque es fácil, agradable y lo puede hacer a cualquiera hora y lugar. Haga un esfuerzo consciente para pensar en un recuerdo positivo, uno que le traiga gozo y ponga una sonrisa en su cara. Cuando se sienta ansioso, lo mejor que puede hacer es traer un recuerdo tranquilo. Éste no es el tiempo para pensar cuando saltó de un avión o nadó con tiburones. Aunque esta clase de recuerdos podría traerle gozo, seguramente le producirá una respuesta física no favorable para reducir la ansiedad. El punto de recuperar un recuerdo positivo es traer gozo. Hay algunos beneficios. El gozo promueve un estilo de vida más saludable, impulsa nuestro sistema inmune, ayuda a combatir el estrés y el dolor, y apoya la longevidad, por mencionar algunos.[56] Experimentamos gozo cuando nuestros cuerpos liberan dopamina y serotonina, los neurotransmisores que estimulan el estado de ánimo. Por eso, podemos ver videos de cachorros o bebés para generar gozo. Piense en actividades que le hacen reír. Hasta el acto de sonreír dice a nuestros cerebros que estamos experimentando felicidad. Incluso si la sonrisa es falsa, podemos engañar a nuestros cerebros para que piensen que estamos felices, lo que causa que el cerebro libere nuestros químicos de la felicidad. El dicho "fíngelo hasta que los sientas" es realmente cierto.

También queremos acceder a los recuerdos positivos, debido a que nuestro lóbulo frontal, que es responsable del funcionamiento cognitivo, es estimulado. Sabemos que conectarse con nuestro lóbulo frontal ayuda a evitar la ansiedad, especialmente la que está basada en la amígdala.

Si sólo encuentra recuerdos negativos en la superficie, se puede enfocar más en la Palabra de Dios y en otras lecturas alentadoras e inspiradoras. Puede escuchar música alegre o recordar escenas de una película que le produjo gozo. El punto es que necesitamos pensar "en todo lo que es verdadero, todo lo que es honorable, todo lo justo, todo lo puro, todo lo bello y todo lo admirable —si algo es excelente o digno de alabanza— piensen en esas cosas" (Filipenses, 4. 8).

---

56 J. Legg, Timothy (22 de Agosto de 2018). *This is how joy affects your body (Así es como la alegría afecta tu cuerpo)*. Healthline. Recuperado de https://www.helathline.com/health/affects-of-joy

Práctica:

Tome cinco respiraciones abdominales lentas y profundas, siendo consciente de la misma respiración.

Preguntas:

1. ¿Cuáles fueron sus reacciones físicas y mentales a la respiración profunda?

   _____
   _____
   _____

2. ¿Se le vino a la cabeza un recuerdo alegre cuando leyó sobre el acceso a recuerdos positivos? En ese caso, ¿cómo fue? Si no, recuerde alguno o piense en algo que le genere felicidad.

   _____
   _____
   _____

Sección IV:
Modificaciones al estilo de vida para reducir la ansiedad

"¿O no sabéis que vuestro cuerpo es templo del Espíritu Santo dentro de vosotros, el cual tenéis de Dios? No sois vuestros, fueron comprados por un precio. Así que glorificad a Dios en vuestro cuerpo".
— 1 Corintios, 6. 19-20 (ESV)

El ejercicio físico, la buena nutrición y el sueño adecuado son esenciales para una mente saludable. En esta sección se discutirán los beneficios específicos de cada uno y cómo pueden contribuir a disminuir la ansiedad.

Capítulo 13.
Ejercicio físico

*"El único ejercicio en el que sobresalgo
es en alcanzar conclusiones".*
— James Nathan Miller

Querido Diario,

Este año para mi cumpleaños, mi esposo me compró una semana de entrenamiento personal en el gimnasio local. Aunque todavía estoy en excelente forma, desde que era una animadora de la escuela secundaria hace cuarenta y tres años, decidí que sería una buena idea seguir adelante y probarlo.

Llamé al club e hice mi reservación con un entrenador personal que se llamaba Christo. Se identificó como un instructor de aerobics de veintiséis años y modelo para ropa deportiva y trajes de baño. Me animó a llevar un diario para trazar mi progreso.

Lunes: empecé mi día a las 6:00 a.m. Fue difícil salir de la cama, pero después me di cuenta de que valió la pena. Llegué al gimnasio para encontrar a Christo, quien estaba esperándome. Él es algo así como un dios griego, con cabello rubio, ojos chispeantes y una deslumbrante sonrisa blanca. Estaba animándome mientras hacía mis abdominales, a pesar de que mi estómago ya me estaba doliendo de apretarlo, en todo el tiempo que él estaba alrededor. Ésta va a ser una semana fantástica.

Martes: me tomé una olla completa de café, pero finalmente salí por la puerta. Christo me hizo recostarme de espalda y empujar una pesada barra de hierro con pesas en ella. Mis piernas estaban un poco inseguras en la caminadora, pero hice la milla completa. Su sonrisa gratificante hizo que valiera la pena. Me siento genial. Es una nueva vida para mí.

Miércoles: la única manera de cepillarme los dientes es dejar mi cepillo en la mesa, y mover mi boca de un lado a otro. Creo que tengo una hernia en ambos pectorales. Manejar estuvo bien, mientras no intentara ir hacia arriba o detenerme. Casi me estaciono en la parte superior de un carro Chevrolet GEO Storm en el estacionamiento del club. Christo era impaciente conmigo, insistía en que mis gritos molestaban a los otros miembros del club. Su voz era demasiado alegre para esa hora de la mañana, cuando me regaña tiene ese molesto gemido nasal. Mi pecho me duele cuando estoy en la caminadora, así que Christo me pone en el monstruo de la escalera. ¿Por qué alguien inventaría una máquina para estimular una actividad obsoleta para los elevadores? Christo dijo que me ayudaría a estar en forma y a disfrutar la vida. Me dijo otra basura también.

Jueves: el perdedor me estaba esperando con sus dientes de vampiro expuestos, mientras sus labios delgados y crueles se retraían en un gruñido. No pude evitar llegar media hora tarde. Me tomó tanto tiempo atarme los zapatos. Me había hecho ejercitarme con las mancuernas. Cuando no me estaba mirando, corrí y me escondí en el baño. Envió a una chica muy delgada para que me encontrara. Enseguida, como castigo, me puso en la máquina de remo en la que me hundí.

Viernes: detesto a Christo más que lo que cualquier ser humano haya odiado a otro ser humano en la historia del mundo. Es estúpido, flaco, anémico, anoréxico, pequeño instructor de aeróbics. Si hubiera una parte de mi cuerpo que pudiera mover sin ese dolor insoportable, lo golpearía con él. Quería que trabajara en mis tríceps. No tengo ningún tríceps. Y si no quieres abolladuras en el piso, no me pases las mancuernas ni nada que pese más que un sándwich. La caminadora me arrojó y aterricé con un profesor de salud y nutrición. ¿No había alguien más suave?

Sábado: Satanás dejó un mensaje en mi correo de voz en su voz chillona y estridente, se preguntaba por qué no había asistido ese día. Sólo oír su voz me hizo querer romper mi teléfono. Me faltaba fuerza para usar el control remoto, y terminé viendo once horas seguidas el canal del clima.

Domingo: tengo la camioneta de la iglesia que me recogerá para los servicios de hoy, así que puedo ir y agradecer a Dios que esta semana terminó. También oraré para que el próximo año mi esposo elija un regalo que sea más divertido para mí, como un conducto radicular o una histerectomía. Todavía digo que, si Dios hubiera querido que me inclinara, habría rociado el piso con diamantes.[57]

El ejercicio físico es vital para nuestra salud y para reducir la ansiedad. Algunos de los beneficios del ejercicio son: pérdida de peso, fortalecimiento del sistema inmune, disminución de males cardiacos, cáncer, diabetes y ataque cerebral.

El ejercicio puede mejorar la memoria tanto como el aprendizaje. También disminuye el estrés, aumenta la confianza en sí mismo, mejora el sueño y estimula la energía.

El ejercicio regular reduce la tensión muscular y construye recursos cerebrales (ayuda a crear neuronas y neurovías en nuestros cerebros), adicionalmente mejora la resiliencia, la que se define como la habilidad para recuperarse rápidamente de la dificultad y lo más importante para nuestra discusión, disminuye la activación de la amígdala y mejora el estado de ánimo.

La serotonina, dopamina, norepinefrina, así como las endorfinas se liberan durante el ejercicio. Todos estos neurotransmisores tienen un impacto positivo en el estado de ánimo. Las investigaciones señalan que la actividad física disminuye la depresión, al igual que la ansiedad y ayuda a controlar los síntomas de TDAH (trastorno de déficit de atención e hiperactividad). También el ejercicio físico puede ser tan efectivo como terapia cognitivo conductual para la ansiedad y la depresión. Los efectos del ejercicio empiezan inmediatamente y pueden durar cuarenta y ocho horas después de completarse. Si se hace con regularidad, los beneficios perduran de por vida.

Si batalla para ejercitarse regularmente, trate de encontrar algo que disfrute. Si no le gusta, probablemente no lo hará. Si no disfruta ninguna actividad, elija

---

57 Anónimo, falta año.

algo que pueda tolerar. Si empieza a desarrollar un hábito, podría convertirse en algo que le agrade. La Asociación Americana del Corazón recomienda mantener su frecuencia cardiaca alta (lo suficientemente alta para que hablar le resulte desafiante) por treinta minutos, cinco veces a la semana.[58]

Las artes marciales, el baile y el yoga son ejercicios excelentes que pueden mejorar nuestra salud mental y física. Estos tipos de actividad requieren que el participante se concentre en su cuerpo, creando una práctica consciente. Para desarrollar habilidades en artes marciales, baile o yoga debe estar consciente de cada movimiento que hace y que acciones futuras son necesarias llevar a cabo. Hay una gran cantidad de trabajo mental, a medida que realiza tales formas de arte. Estos ejercicios también requieren control de la respiración, ya que cualquier tipo de arte marcial es un deporte de contacto, lo que puede disparar la respuesta del estrés, por lo que es posible que no sea una buena opción para todos. Sin embargo, si para ustedes está bien experimentar algo de exposición, la seguridad y la conciencia de sí mismo que aprenderán de estas modalidades, podría valer la pena un poco de incomodidad. Cada uno de nosotros necesita examinar las metas personales y determinar a lo que desea exponerse.

Fui con mi papá a ver su neurólogo, debido a algunas complicaciones que estaba teniendo. El doctor le dijo que las dos mejores cosas que podría hacer para su salud mental y física eran ejercitarse y socializar. La respuesta de mi papá fue "no me gusta ninguna de las dos". El doctor le dio varias opciones, y mi papá respondió que no a todas ellas. El doctor le dijo que, si no realizaba alguna actividad física, su memoria seguiría en declive, y que su cuerpo continuaría deteriorándose. Al día siguiente mi papá intentó ser más activo estacionándose dos cuadras antes del lugar de su cita. Tenía que detenerse a mitad del camino para descansar, pero lo hizo. Si mi papá puede caminar dos cuadras y después tres cuadras y luego cuatro, ustedes también pueden hacer alguna actividad para mejorar su salud mental y física.

---

58 Staff editorial de la Asociación Americana del Corazón (s.f.). *American Heart Association Recommendations for Physical Activity in Adults and Kids (Recomendaciones para la actividad física en adultos y niños de la Asociación Americana del Corazón).* Heart Attack and Stroke Symptoms. Recuperado de https://www.heart.org/HEARTORG/HealthyLiving/PhysicalActivity/FitnessBasics/American-Heart-Association-Recommendations-for-Physical/Activity-in-adults_UCM_307976_Article.jsp#.W0QnXtJKiUk

Mi querida amiga Jodi me pidió, hace muchos años, que me uniera en su entrenamiento para el medio maratón. Pensé "está bromeando". No puedo correr media milla, mucho menos trece millas, y detesto correr. Ella había sido una ávida corredora la mayor parte de su vida. Me dijo que le diera tres meses y me prometía que amaría correr. Después de un mes, todavía lo odiaba. Entonces ella me llevó para que comprara unos zapatos para correr nuevos. Funcionó. Una semana después de tener los zapatos correctos, tuve mi primera carrera alta. Yo no quería ni siquiera ir por una carrera a menos que fueran cinco millas. Hicimos el medio maratón y varios más después de ese. Mi punto es éste: denle la oportunidad a diferentes ejercicios. Probablemente encontrarán alguno que disfruten. También ayuda si tienen un compañero de ejercicio. Si no me encontrara con alguien para ejercitarme, la mayoría de los días me quedaría dormida.

Además de todos los beneficios ya mencionados, hay otra excelente razón para conservar nuestros cuerpos saludables. Nuestros cuerpos son un templo con el espíritu de Dios viviendo en nosotros. Conservemos la casa de Dios saludable con ejercicio regular y una nutrición saludable. "¿Acaso no saben que su cuerpo es templo del Espíritu Santo, quien está en ustedes y al que han recibido de parte de Dios? Ustedes no son sus propios dueños; fueron comprados por un precio. Por tanto, honren con su cuerpo a Dios" (1 Corintios, 6. 19-20).

Práctica:

Realice ejercicio físico hoy por al menos veinte minutos.

Preguntas:

1. ¿Se ejercita con regularidad? Si es así, ¿qué hace? ¿Por cuánto tiempo? ¿Con quién? Si no, ¿qué necesita para hacer ejercicio con regularidad?

___

2. ¿En qué beneficios del ejercicio está más interesado y cuáles son los tres ejercicios que le gustaría intentar?

___

Capítulo 14.
Salud mental y nutrición

"Son lo que comen".
— Ludwig Andreas Feuerbach

La buena nutrición crea buena salud en todas las áreas de nuestras vidas, incluyendo nuestra salud mental. Probablemente han escuchado la expresión: "Eres lo que comes". La comida que comemos altera los nutrientes en nuestro cuerpo y, por lo tanto, lo que comemos afecta todos los aspectos de nuestros cuerpos, incluyendo nuestras mentes. No discutiré todo lo que hay que saber acerca de la salud mental y nutrición en este capítulo corto, pero les daré muy buena información respecto a lo que nuestros cerebros necesitan para influir mejor en nuestra salud mental. Hay algunas opiniones fuertes en este tema. Voy a intentar mantener la información razonablemente básica y neutral. Es esencial tener en mente que algunos individuos tienen sensibilidad alimentaria a los granos enteros, lácteos u otras comidas. Necesitamos conocer nuestros cuerpos y determinar cuál comida nos afecta negativamente, si hubiera alguna. Una dieta saludable que alimente nuestros cerebros y nos ayude a controlar nuestros estados de ánimo es el mismo régimen que se recomienda para reducir la inflamación, pérdida de peso, un corazón saludable y una saludable glucemia. La dieta mediterránea es alta en comidas a base de plantas, proteínas magras, granos enteros y grasas saludables.

Comida a base de plantas

Nuestra dieta debería conformarse principalmente por verduras. Lo mejor es una amplia variedad de verduras en diversos colores. Asegúrense de incluir suficientes hojas verdes. Las verduras proporcionan fibra y también vitaminas esenciales y minerales, pueden ayudar a reducir el colesterol y disminuir el riesgo de ataques cardiacos y ciertos tipos de cáncer. Son bajos en calorías y no tienen colesterol. Las frutas son esenciales en la dieta del Mediterráneo también. Las frutas tienen diversas vitaminas y minerales que necesitamos. Sean conscientes de cuánta fruta comen, debido al nivel de azúcar natural en algunas variedades. Los frutos del bosque son una excelente opción. Son bajas en fructuosa y tienen propiedades antinflamatorias. El melón, los duraznos, sandías, frutos cítricos (como las naranjas, limones y limas) y las uvas son grandes opciones. Una fruta que casi no tiene azúcar es el aguacate. Sí, es fruta y, además de que tiene sólo un gramo de azúcar en todo un aguacate, provee grasas saludables.

Proteínas magras

Las proteínas magras son cruciales en una dieta saludable. Deberíamos de estar comiendo cerca de 15-20 gramos de proteína magra por comida, especialmente en el desayuno. La proteína es el block constructor para los neurotransmisores en el cerebro, que afecta y regula el estado de ánimo y otras muchas cosas. Los neurotransmisores más comúnmente conocidos por regular el estado de ánimo son la serotonina, la dopamina y la epinefrina. Sin la proteína suficiente, nuestros cuerpos no tendrán los recursos para producir estos neurotransmisores en los niveles apropiados. Los ejemplos de proteína magra son el pescado blanco (mero, tilapia, bacalao, eglefino, lenguado, pez reloj anaranjado), carne blanca de aves sin piel, carne magra de res, (menos de diez gramos de grasa total por porción), huevos, frijoles, lentejas, bisonte, lomo de cerdo, tofu ligero y algunos lácteos bajos en grasas. Aunque es más alto en calorías que el pescado blanco, el salmón es una excelente fuente de proteína y aceite omega 3.

Granos enteros

La dieta Mediterránea incluye granos enteros, como parte de una dieta saludable, ya que éstos tienen todas las partes del fruto del salvado original, germen y endospermo. En cambio, en los granos refinados se quitan el germen y el salvado, tomando la mayoría de sus beneficios saludables. Los granos enteros se empacan con sus nutrientes tales como proteína, fibra, vitaminas B, antioxidantes y minerales traza. Se ha demostrado que una dieta rica en granos reduce el riesgo de malestares cardiacos, la diabetes tipo 2, la obesidad y algunos tipos de cáncer. También ayudan a regular el azúcar en la sangre. Los granos enteros contienen ácido láctico, el cual promueve las bacterias buenas en el intestino grueso. Estos organismos ayudan en la digestión y absorción de los nutrientes y pueden ayudar a fortalecer el sistema inmune. Ejemplos de opciones de granos enteros saludables son la cebada, avena, trigo sarraceno, trigo bulgur, hojuelas de avena, mijo y palomitas.

Grasas saludables

Además de los vegetales, la proteína magra y los granos enteros, también necesitamos incluir grasas saludables en cada comida. Las grasas saludables provienen de las grasas poliinsaturadas y de las grasas monoinsaturadas, las que estimulan la función del cerebro, fortalecen nuestro sistema inmune y mejoran el estado de ánimo. Pueden obtener estas grasas saludables del aguacate, aceite de olivo, linaza, nueces y ciertos peces (salmón capturado en estado natural, hipogloso, macarela y camarón antártico). Un componente vital que necesitamos como parte de nuestra ingesta saludable son los ácidos grasos omega 3. Aunque coman de manera regular los alimentos mencionados anteriormente, es común tener una deficiencia en omega 3. Por lo tanto, es altamente recomendable complementar su dieta con aceite de pescado.

Aceite de pescado

Las investigaciones han demostrado que hay muchos beneficios en tomar aceite de pescado, tanto para nuestro cuerpo como para nuestro cerebro. El aceite de pescado es la fuente más esencial y disponible de ácidos grasos, el ácido eicosapentaenoico (EPA, por sus siglas en inglés) el ácido docosahexaenoico (DHA, por sus siglas en inglés). Ambos, EPA y DHA, son cruciales para el funcionamiento de la membrana celular, que controla lo que entra y sale de las células, incluyendo los neurotransmisores en el cerebro y las hormonas receptoras a través de todo el cuerpo. El aceite de pescado tiene también efectos antiinflamatorios y se ha comprobado que es benéfico para las personas con TDHA, desorden bipolar, depresión, ansiedad, cardiopatía y artritis. Dosis altas de EPA y DHA han demostrado que previenen de manera significativa la psicosis en adolescentes de ultra alto riesgo.[59] ¡Increíble! Tomen su aceite de pescado diariamente. Para cualquiera que pese más de 100 libras, la Dra. Anne Procyk recomienda 1,000 mg al día de EPA y 700 mg de DHA. Ella cree que, si quieren ver resultados terapéuticos, la dosis necesita ser de 2,000 mg al día de EPA y 1,500 mg de DHA al día. Lo que ella quiere decir con dosis terapéutica es la cantidad que se necesita para ver los beneficios en la salud mental.[60]

Obtener aceite de pescado de alta calidad es esencial, libre de mercurio y pesticidas. El empaque debe especificar la cantidad de EPA y DHA. Si sólo les da la cantidad total de aceite de pescado y no lo específica, no lo compren. Platiquen con su médico antes de tomar cualquier suplemento.

Complejo de Vitamina B

Además de la importancia de los vegetales, proteína, granos enteros y grasas saludables, deberíamos considerar la importancia de las vitaminas y los minerales para la salud mental y la ansiedad. El complejo de vitamina B es una combinación de todas las vitaminas B, que son necesarias para un funcionamiento suprarrenal óptimo, lo que ayuda a controlar el azúcar en la sangre y quemar proteínas y grasas. Las vitaminas B son cruciales para la habilidad del cuerpo para hacer neurotransmisores. Ayuda a nuestros cuerpos a reaccionar a los estresores, apoya la regulación de la presión sanguínea, y regula la hormona cortisol, que se conoce como la hormona del estrés. La cantidad correcta de cortisol en nuestros cuerpos nos ayuda a combatir el estrés. Sin embargo, demasiado cortisol en nuestros cuerpos puede generar varios

---

59 Amminguer et al (11 de agosto de 2015). *Longer-term outcome in the prevention of psychotic disorders by the Vienna omega-3 study (Resultados a largo plazo en la prevención de trastornos psicóticos según el estudio de Viena sobre omega-3)*, National Library of Medicine. Recuperado de https://www.ncbi.nlm.nih.gov./pmc/articles/PMC4918317

60 Procyk, Anne, (2018). *Tratamientos Nutricionales para Mejorar los Desórdenes de Salud Mental: Intervenciones no Farmacéuticas para la Depresión, Ansiedad, Bipolaridad y Trastorno de Atención por Déficit de Atención e Hiperactividad* [Folleto de seminario]. Eau Claire, WI.

problemas, uno de los cuales es aumentar los niveles de ansiedad. La falta de vitamina B-12 puede causar diversos inconvenientes, incluyendo depresión y ansiedad.

Obtenemos vitamina B de los granos enteros, lentejas, frijoles, leche, queso, huevos, pollo, carne roja, pescado, vegetales verdes oscuros, betabel, aguacates, nueces, frutas cítricas, plátanos, productos de soya y levadura de cerveza. La mayoría de las personas necesitan más vitamina B en su dieta. Por lo tanto, la mayoría de nosotros nos beneficiaríamos de un suplemento de complejo de vitamina B. Cuando estamos bajo una cantidad importante de estrés, necesitamos más complejo de vitamina B en nuestro sistema. Se recomienda ingerir de 50 a 100 mg al día de todas estas vitaminas: B1, B2, B3, B5, B6, B7, B9 y B12. Busquen la etiqueta B50 en el frasco, lo que significa que obtendrán al menos 50 mg de todas estas vitaminas en una píldora. Tomen una o dos píldoras al día, con la comida.[61] Las vitaminas B nos dan energía, así que tomen su suplemento en la mañana.

Magnesio

La mayoría de nosotros estamos deficientes en magnesio, un mineral esencial para la buena salud mental. Es una anécdota de estrés, crucial para la relajación de las células nerviosas y musculares y excelente para reducir la ansiedad. Los adultos necesitan de 300 a 400 mg al día. El citrato de magnesio es la forma más efectiva de magnesio, pero puede causar diarrea en algunas personas. Si descubren que su cuerpo responde de esta manera al citrato de magnesio, utilicen glicinato de magnesio, que todavía es efectivo y no causa problemas con el intestino. Empiece con una cucharada del polvo o una tableta de 150-200 mg. El magnesio es una agente tranquilizante, así que tómenlo antes de dormir.

Obtenemos magnesio al consumir hojas verdes, nueces, frijoles y leguminosas, y granos enteros. Debido a los cambios en las prácticas de agricultura, no se obtiene mucho magnesio de nuestro suelo. Por lo tanto, agregar un suplemento de magnesio a su dieta podría ser benéfico. Los signos de probable deficiencia de magnesio son ansiedad, ataques de pánico, irritabilidad (ya sé que necesito este mineral), dormir mal y una creciente sensibilidad al dolor. Recomiendo magnesio para cualquiera que luche contra la ansiedad.

---

61 Ibídem.

Calcio

Como el magnesio, el calcio es otro mineral esencial, vital para algunas funciones neurológicas y musculares. Debido a que el calcio es mucho más fácil de obtener en las comidas que consumimos, una deficiencia de calcio es menos común que una deficiencia de magnesio. Mucho calcio ocasiona deficiencia de magnesio, así que deben tomar un suplemento de magnesio si toman una cantidad significativa de calcio. Por lo general, estos dos minerales deberían tomarse en cantidades iguales, incluyendo la cantidad de calcio que consuman.

Vitamina D

La vitamina D, también conocida como la vitamina del sol debido a su capacidad para ser absorbida por el cuerpo a través de la luz solar, es crucial en la absorción del calcio y el fósforo. La vitamina D ayuda a fortalecer los músculos, apoya el sistema inmune, contribuye a combatir la inflamación, fortalece la salud oral, colabora en la prevención de la diabetes, participa en la regulación del estado de ánimo y protege de la depresión. Las comidas que incluyen vitamina D son el salmón, camarones, yema de huevo, alimentos enriquecidos como la leche, yogur, cereal, y jugo de naranja. La exposición al sol sin protector solar es otra forma de obtener vitamina D. Asegúrense de limitar el tiempo de exposición al sol sin protector solar. La dosis que se recomienda para las personas de menos de setenta años es de 600 UI y 800 UI para quienes tienen más de setenta. UI significa unidades internacionales (IU, por sus siglas en inglés) otra forma de medir que se usa para el empaque de la vitamina D y otras vitaminas.

Ashwagandha

Un último suplemento que quiero mencionar es la ashwagandha. Suena como algo que encontrarían en la selva de América Central. La ashwagandha colabora con las funciones suprarrenales, que se relacionan con la ansiedad, además ayuda al cuerpo a reducir los niveles excesivos de cortisol (la hormona del estrés) y contribuye al aumento de la resistencia al estrés, tensión e irritabilidad. Es una hierba adaptógena como el ginseng. La dosis que se recomienda es de 300-500 mg (1-2 cápsulas, 1-3 veces al día).[62] El licorice es otra hierba adaptógena que ayuda con la ansiedad. Sin embargo, no es tan efectiva como la ashwagandha. No me refiero al dulce licorice, por supuesto (aunque eso suena bien ahorita), sino al suplemento.

A continuación, un breve vistazo a las recomendaciones diarias de nutrición:

- Una variedad de vegetales durante el día.
- Proteína magra (15-20 gramos por comida).
- Granos enteros.
- Grasas saludables.
- Omega 3 EPA (1,000-2,000 mg) y DHA (700-1,500 mg).
- Vitamina complejo B (B 50, 50-100 mg).
- Magnesio (300-400 mg).
- Calcio (300-400 mg total, incluyendo la dieta).
- Vitamina D (600-800 UI).
- Ashwagandha (1-2 cápsulas, 1-3 veces al día).

Alcohol

Un pequeño comentario sobre el alcohol y la ansiedad: los estudios indican que el 20 por ciento de las personas que sufren el desorden de ansiedad social, también sufren de dependencia del alcohol.[63] Muchas personas con ansiedad social utilizan el alcohol para sentirse más seguras en situaciones sociales. "El alcohol cambia los niveles de serotonina y otros neurotransmisores en el cerebro, lo que puede empeorar la ansiedad. Algunas personas se sienten más ansiosas después de que desaparece el alcohol".[64] No todos experimentan esto, pero si descubren que la ansiedad incrementa después de consumir alcohol o que beben alcohol para enfrentar una situación social, podrían analizar si tomar alcohol es la mejor opción para ustedes.

---

62 Ibídem.

63 Anxiety & Depression Association of America (19 de octubre de 2021), *Social Anxiety Disorder and Alcohol Abuse (Trastorno de ansiedad social y abuso de alcohol)*, Anxiety & Depression Association of America. Recuperado de https://adaa.org/understanding-anxiety/social-anxiety-disorder/social-anxiety-and-alcohol-abuse

64 Legg, Timothy (26 de septiembre de 2019). *Alcohol and anxiety: understanding anxiety (Alcohol y ansiedad: entendiendo la ansiedad)*, Healthline. Recuperado de https://www.Healthline.com/health/alcohol-and-anxiety

Cafeína

El tema cafeína y ansiedad resulta desafiante para aquellos de ustedes que aman su taza de café como prioridad en la mañana. Entiendo su dolor. Al menos eduquémonos en la materia para que puedan decidir si la cafeína es la opción correcta para ustedes. Las investigaciones señalan que la cafeína puede afectar el nivel de ansiedad de una persona y esto sucede de manera significativa en quienes tienen trastorno de pánico y desorden de ansiedad social. He descubierto también que aquellos que padecen ansiedad generalizada se pueden afectar negativamente por la cafeína. La respuesta física al consumo de cafeína es parecida a los síntomas de ansiedad. Puede crear nerviosismo, inquietud, aumento en la frecuencia cardiaca, problemas estomacales y trastornos del sueño. Hay dos factores que determinan si una persona que experimenta ansiedad con regularidad debiera consumir cafeína.

Primero, ¿nota que siente mayor ansiedad después de tomar café, té o bebidas energizantes? Mi experiencia al trabajar con quienes sufren ansiedad es que, a mayor ansiedad que experimentan, resulta crucial evitar la cafeína. Cuando me di cuenta de esto, me decepcioné mucho, me encanta mi café latte diario. Sin embargo, no amaba más a mi café latte que lo que detestaba mi ansiedad, así que lo dejé. Mientras trabajaba en mi ansiedad a través de los años, descubrí que puedo tolerar un café latte pequeño o una taza de café sin experimentar síntomas de ansiedad. ¿Podría haber una conexión entre su ansiedad y la cantidad de cafeína que consumen? Si es así, los animo para que determinen cuánta cafeína está bien para ustedes.

Segundo, ¿son sensibles a los efectos de la cafeína? Yo sí. Si consumo cafeína después de 1:00 p.m., mi sueño se afecta significativamente. Si tomo más de una taza de café, estaré temblorosa y tensa todo el día. Mi esposo puede tomar un café expreso después de cenar y quedarse dormido dos horas después. ¿Qué tal ustedes? Hablaré sobre la cafeína con respecto al sueño, en el siguiente capítulo.

Hidratación

Cada sistema en el cuerpo necesita agua para funcionar, incluyendo el cerebro. Cerca del 75 por ciento de nuestro tejido cerebral es agua. Necesitamos consumir una cantidad suficiente de agua para ayudarlo para que trabaje bien. El no consumir suficiente agua ocasiona que nuestro cerebro funcione de manera lenta. La deshidratación también causa estrés en nuestros cuerpos, lo que aumenta los síntomas de ansiedad. El agua, también contribuye a la producción de hormonas y neurotransmisores, específicamente serotonina (el químico de la felicidad). Estimula el sistema inmune, hace más accesibles a las vitaminas y los minerales, mejora nuestro estado de ánimo, descarga toxinas, y aumenta los niveles de energía. La mayoría de nosotros necesitamos tomar más agua. Deberíamos consumir al menos 10 vasos al día y más cuando hacemos ejercicio. Estoy constantemente atrasada en mi consumo de agua. ¿Ustedes qué tal?

Nivel de azúcar en la sangre

Otro problema relacionado con la nutrición y la salud mental son los niveles de glucosa en la sangre. Los niveles de azúcar en la sangre pueden afectar de manera significativa el estado de ánimo en la persona. Si ustedes son como yo, cuando su nivel de azúcar baja, se sienten agitados. Cuando me irrito, lo primero que mis amigos y mi esposo me preguntan es: "¿Cuándo fue la última vez que comiste?". Probablemente pueden imaginar mi respuesta, desde que estoy irritada. Mantenemos niveles saludables de azúcar en la sangre al comer regularmente. Tres comidas (uno o dos refrigerios saludables). El problema que tengo es que cuando termino, no me preocupa tanto qué como, aunque sea cualquier cosa. Así que se debe planear, en la medida de lo posible. Otra manera de mantener los niveles de azúcar controlados es comer proteína en cada comida y hacer ejercicio con regularidad.

Inflamación

Finalmente, necesitamos hablar de inflamación. Este tema se relaciona más con la depresión, pero puede haber alguna correlación con la ansiedad. La inflamación es un tema candente en estos días, y a menudo se discute desde una perspectiva ligeramente negativa. Sin embargo, la inflamación es esencial para nuestra salud —la respuesta natural de nuestro cuerpo a una amenaza, tal como una herida, virus, o bacteria—. Es crucial para sanar y como función inmune. Si les ocurre una cortada desagradable en su mano, el área se inflamará, lo que forma parte del proceso de protección de infección al área herida y, al mismo tiempo, la ayuda a sanar.

La inflamación también ocurre cuando hay una amenaza o peligro. Como se analizó previamente, nuestra amígdala dispara la respuesta pelear-pelear-paralizar cuando hay una amenaza real o percibida, lo que entonces nos inunda con adrenalina, la cual nos ayuda a escapar o combatir el peligro.

No obstante, cuando enfrentamos con regularidad esta respuesta de estrés, nuestros cuerpos generan mucha inflamación, creando caos en nuestros cuerpos y cerebros. Cuando la inflamación está fuera de control, algunos patrones específicos se sobreactivan y dan lugar a sentir fatiga, dolor, síntomas emocionales de irritabilidad, depresión, ansiedad e insomnio. Algunos de estos problemas físicos que causa la inflamación son enfermedades del corazón, un mayor riesgo de padecer cáncer, Alzheimer, problemas de articulaciones, problemas intestinales, de pulmón y problemas de sueño.

Además del exceso de estrés, algunas causas conocidas de inflamación son sensibilidad alimenticia, alergias, disbiosis intestinal (desbalance de bacterias en el intestino), toxinas, efectos secundarios de las drogas, adicciones a las drogas y trauma. Este último puede ser físico o emocional. Una de las mejores maneras de balancear la inflamación es a través de la dieta, que es similar a lo que ya hemos comentado, pero agregando cúrcuma cuando sea posible. La cúrcuma tiene beneficios antinflamatorios. Además de su presentación como sazonador, se puede conseguir en pastillas y utilizarlas como un suplemento. De igual manera, el agua filtrada es benéfica. Utilizar comida orgánica cuando sea posible y evitar las comidas procesadas. Si desean mayor información de una dieta para reducir la inflamación, busquen al Dr. Andrew Weil, quien tiene algunos excelentes libros sobre dieta e inflamación. El Dr. Weil me agrada porque permite, de manera ocasional, el consumo de pasta y chocolate oscuro.

Práctica:

Anoten qué áreas de la nutrición podrían necesitar implementar en su vida diaria. Enseguida, prioricen la lista, y comprométanse a agregar un artículo cada semana.

_____
_____
_____

Preguntas:

1. ¿Qué información los sorprendió más en este capítulo? ¿Por qué?

_____
_____
_____

2. ¿Cuál sería la idea más desafiante para implementar en su dieta? ¿Por qué? ¿Qué lo facilitaría?

_____
_____
_____

Capítulo 15.
Sueño

"Una mente alborotada hace una almohada inquieta".
— Charlotte Bronte

Mi hijo mayor batallaba para dormir cuando era pequeño. Cuando estaba en el jardín de niños, le enseñé ejercicios de relajación muscular y respiración profunda. Una noche, mientras caminaba hacia su recámara, lo escuché tomando lentas y profundas respiraciones para ayudarse a dormir. A veces, cuando estaba listo para dormir, me pedía que fuera con él a practicar técnicas de relajación muscular. Lo ayudaba a relajarse y a quedarse dormido. Pegué una nota en el techo (estaba en la cama de arriba de su litera) que decía: "No tengas miedo, porque yo estoy contigo; no te desalientes, porque yo soy tu Dios. Te daré fuerzas y te ayudaré; te sostendré con mi mano derecha victoriosa". (Isaías, 41. 10).

La mayoría de la gente no duerme lo suficiente, especialmente no tiene un buen sueño. La falta de sueño se ha convertido en un problema serio para los norteamericanos. Un tercio de adultos estadounidenses duerme menos de las siete u ocho horas que se recomiendan, y 40 por ciento reporta que se sienten adormilados durante el día.[65] Aproximadamente setenta millones de americanos padecen desorden del sueño.[66] Matthew Walker, Ph.D., un especialista del

---

[65] Park, Alice (16 de febrero de 2017). *The Sleep Cure: The Fountain of Youth May Be Closer Than You Ever Thought (La cura del sueño: la fuente de la juventud puede estar más cerca de lo que jamás pensó)*, Time. Recuperado de http://time.com/4672988/the-sleep-cure-fountain-of-youth

[66] https://www.sleepfoundation.org/how-sleep-works/sleep-facts-statistics

sueño, dice que "solía sugerir que el sueño es el tercer pilar de una buena salud, junto con dieta y ejercicio, pero no estoy de acuerdo con eso. El sueño es lo más efectivo que se puede hacer para reiniciar la salud del cuerpo y del cerebro."[67]

No podemos sobrevivir sin dormir. Algunos beneficios de dormir bien son: se regula el humor, alivia el estrés, mejora el humor, aumenta la energía, mejora la concentración y la productividad, y la salud física. Dormir bien, también evita que se aumente de peso, disminuye el riesgo de ataque cardiaco, diabetes y demencia, además de que mejora nuestro sistema inmune.

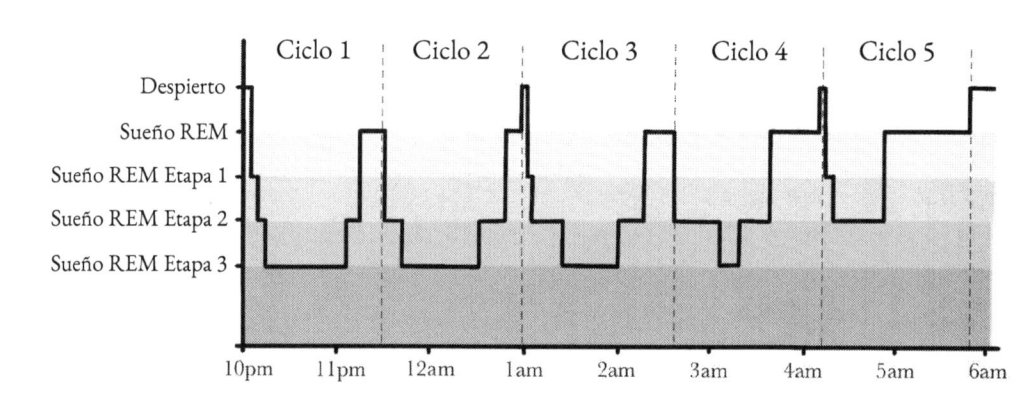

Para entender mejor cómo funciona el sueño, explicaré brevemente nuestro ciclo del sueño utilizando la gráfica anterior. Hay cuatro etapas del sueño. Las primeras tres etapas se llaman Sueño de Movimiento no Rápido del Ojo (NMOR o REM, por sus siglas en inglés) y la cuarta se llama Sueño de Movimiento Rápido del Ojo (MOR o REM, por sus siglas en inglés).

- Etapa 1: ocurre cuando nos estamos preparando para quedarnos dormidos. Durante esta etapa, es muy fácil que despertemos. La etapa 1 dura de cinco a diez minutos.
- Etapa 2: éste es sueño ligero. El ritmo de nuestro corazón empieza a bajar, y la temperatura de nuestro cuerpo disminuye levemente.

---

67 Ibídem.

- Etapa 3: aquí tiene lugar el sueño profundo. Es más difícil despertar en esta etapa. Si despertáramos durante el sueño profundo, es probable que nos sintamos desorientados. A lo largo de la etapa 3, el cuerpo repara y promueve el crecimiento de huesos y tejidos, aumenta la provisión de sangre a los músculos, y fortalece el sistema inmune.
- Etapa 4: éste es el sueño MOR. El primer ciclo de sueño MOR sucede, por lo general, alrededor de noventa minutos después de que nos quedamos dormidos y dura aproximadamente diez minutos. Es esencial entender que cada ciclo REM dura más tiempo que el inmediato anterior. El último ciclo REM puede durar hasta una hora. En la etapa 4, es cuando tienen lugar la mayoría de nuestros sueños. El sueño REM es fundamental para la regulación emocional y la memoria. En el curso de la etapa 4, se remueven las emociones de los eventos del día, lo que nos permite recordar la experiencia sin revivirla. El Movimiento Rápido del Ojo es crucial para nuestra salud mental.

De manera ideal, atravesamos cuatro o cinco ciclos de sueño en la noche. Si despertamos en la noche por un periodo largo de tiempo, nuestro ciclo de sueño inicia de nuevo, regresando al ciclo uno. Esto significa que tendremos menos sueño de Movimiento Rápido del Ojo (MOR), que es una etapa crucial para nuestra salud mental.

Cualquiera que haya experimentado falta de sueño, sabe cómo esto nos afecta física, emocional y mentalmente. Es posible que cuando estamos cansados, nos pongamos de mal humor. La falta de sueño y el sueño de mala calidad pueden presentarse como depresión, ansiedad, trastorno de déficit de atención con hiperactividad (TDAH) y otros problemas mentales. La falta de sueño aumenta la actividad en la amígdala. Cuando no dormimos bien, nuestra amígdala se esfuerza mucho. De igual forma, la falta de sueño puede causar problemas con la comunicación entre la amígdala y la corteza prefrontal. Incluso, la falta severa de sueño puede causar psicosis (pérdida de contacto con la realidad).

"Dormir es vital para la memoria. Durante el sueño, en especial los ciclos de sueño profundo, el cerebro no sólo visita de nuevo los eventos del día en una forma más organizada, sino que también trabaja en el proceso de las emociones ligadas a estos recuerdos. Cuando un recuerdo se archiva durante el sueño, de la misma manera se deshace de los sentimientos poderosos —como el temor, dolor, enojo y gozo— que podrían haber nublado las experiencias al calor del momento".[68] Las alteraciones del sueño son una complicación seria. Las variaciones del sueño no sólo causan problemas físicos y mentales, sino que igualmente pueden causar depresión, ansiedad, y otros inconvenientes psicológicos y físicos de salud.

Cafeína y sueño

Afortunadamente, hay cosas que podemos hacer para mejorar nuestra probabilidad de un mejor sueño. La primera es reducir la cafeína. Para muchos, esta idea parece imposible, debido a que la cafeína es lo que los ayuda a avanzar en sus días atareados. Sin embargo, esta mentalidad puede causar un círculo vicioso de falta de sueño e incremento de consumo de cafeína. Si ustedes no tienen problemas para dormir, pueden saltarse esta parte, de lo contrario, continúen leyendo. "Incluso una taza de café o té con cafeína en la mañana puede afectar el sueño por cuarenta y ocho horas."[69] ¡Uf! Como yo he estudiado esta situación, he aprendido que la cafeína puede causar dificultad para quedarse dormido, y también ocasionar despertarse en la noche. La cafeína puede bloquear el primer ciclo del sueño profundo y los siguientes ciclos si hay una cantidad importante de cafeína en nuestro sistema. Las reacciones físicas a la cafeína son parecidas a la respuesta biológica al temor. Ambas pueden dejarnos con una sensación de nerviosismo, respiración entrecortada y agitación. Entonces, si ingieren cafeína y tienen problemas de sueño, den un paso valiente y absténganse por una semana o dos, y vean si los ayuda.

La Dra. Anne Procyk provee las siguientes expectativas para eliminar la cafeína:

- Días 1-3: generalmente, las personas se sienten cansadas, lentas, de mal humor, confundidas, desenfocadas y con dolor de cabeza en cierta parte.
- Días 4-7: las personas empiezan a sentirse mejor, con más energía, más enfocadas, despiertan menos en la noche y se quedan dormidas con más facilidad.

---

68 Park, Alice op. Cit.

69 Park, Alice op. Cit.

En el lapso de una semana, la mayoría de las personas se siente muy bien y su sueño se ha renovado.[70]

Alcohol y sueño

¿Sabían que el alcohol es la ayuda número uno para dormir en los Estados Unidos? Veinte por ciento de los adultos norteamericanos confían en el alcohol para conciliar el sueño. El alcohol puede ayudar a una persona a quedarse dormida, pero también puede despertarlos durante la noche y disminuir el sueño MOR. Las investigaciones demuestran que cuando el alcohol abandona el cuerpo deja al sistema nervioso en un estado de agitación, lo que puede despertar a algunas personas. De igual manera, una cantidad moderada de alcohol que se ingiere una hora antes de dormir, puede reducir cerca de 20 por ciento, la producción de melatonina, lo que afecta al sueño.[71]

El alcohol afecta el ritmo circadiano que gobierna nuestro ciclo de veinticuatro horas de sueño. A mayor cantidad de consumo de alcohol y si se toma poco tiempo antes de ir a dormir, afectará negativamente el sueño.

Auxiliares para dormir

Cerca de nueve millones de adultos en Estados Unidos toman medicina para dormir. Los números son mucho más altos para quienes consumen medicamento sin receta. El número de adultos que utilizan medicamentos para dormir se incrementa con la edad. Hay un par de cosas que se han de considerar al utilizar medicamentos para dormir. Lo mismo que el alcohol, los medicamentos para dormir pueden disminuir la cantidad de sueño restaurador que una persona obtiene. Segundo, utilizar medicamentos para dormir con regularidad evita que se conozcan los problemas subyacentes que están causando los inconvenientes para conciliar el sueño.

---

70 Ibídem

71 Recuperado de https://www.psychologytoday.com/us/blog/sleep-newzzz/201801/

Rutina nocturna

Si tienen niños, conocen los beneficios de tener una rutina para dormir que los ayude a relajarse. Como adultos, nosotros también nos beneficiamos al tener dicha práctica. Cuando ésta se convierte en un hábito, nuestros cuerpos la conectarán con el sueño, lo que causará que nuestros cuerpos se preparen para dormir. La rutina que necesita realizarse antes de ir a la cama es: cepillar sus dientes, lavar su cara, tomar una ducha y ejercitarse para relajarse. Ir a la cama en un ambiente agradable también promueve el sueño. Las actividades tranquilas pueden incluir respiración profunda, relajación muscular, meditación, un baño tibio o lectura (algo tranquilo y no en un dispositivo). Además de hacer ejercicios relajantes antes de ir a la cama, queremos evitar las actividades altamente estimulantes antes de dormir. Esto no incluye el sexo, lo que puede mejorar el sueño. A la mayoría de las personas se les dificulta cambiar de algo activo y estimulante para quedarse dormido, lo que incluye hacer ejercicio, ver una película o programa intenso, o leer un libro de miedo.

Por muchos años mi casa estuvo llena de hombres. Veíamos programas de disparos y programas acerca de bestias salvajes que mataban a otros animales salvajes o a humanos, y películas de ese tipo. Los chicos esperaban con ansia la *Semana del tiburón* todo el año. Hubo un momento en el que me rendí con respecto a mi regla de no pagar en absoluto por ningún evento de boxeo en jaula. No me juzguen, por favor, y tomen nota, nunca lo veo, ni siquiera trato de escucharlo. El sólo escuchar puede mantenerme despierta toda la noche. No hagan lo que mi familia hace de vez en cuando, ver contenidos locos justo antes de dormir. Eso afecta su sueño.

Dieta saludable y sueño

Una dieta saludable (vean el Capítulo 14) puede mejorar el sueño. Hay algunas deficiencias en vitaminas y minerales que están ligadas a los problemas de sueño. Éstas son las vitaminas B3, B5, B6, B9, B12, D, y E, y los minerales son niacina, magnesio, potasio, calcio y hierro. Siempre verifique con su doctor antes de agregar suplementos a su dieta. Es posible tomar mucho hierro y las vitaminas liposolubles A, D, E, y K.[72]

---

[72] Recuperado de https://www.lifeback.org/832133/vitamins-for-sleep

Ejercicio diurno

El ejercicio diurno (ver capítulo 13) es fundamental para tener buen sueño. Enfatizo en él porque muchas personas tienen dificultad para dormir si se ejercitan por la noche. Si a ustedes no les pasa esto, por supuesto que pueden ejercitarse cuando lo consideren conveniente. Charlene Gamaldo, directora médica del Centro para Dormir Johns Hopkins, dice: "Tenemos evidencia sólida respecto a que el ejercicio, en realidad ayuda a dormir más rápidamente y mejora la calidad del sueño".[73] La buena noticia es que podemos ver el beneficio de treinta minutos de ejercicio moderado en nuestro sueño la misma noche. Tanto el ejercicio como el sueño calman la amígdala, lo que permite que la ansiedad sea mucho más manejable.

Para algunas personas, su dificultad para dormir se debe a deficiencia de melatonina, una hormona que producimos de manera natural y que regula el sueño. La melatonina, también conocida como la hormona del sueño, tiene un papel muy importante en nuestro ritmo circadiano. Su producción y liberación está conectada con la oscuridad. La oscuridad envía la señal a nuestros cerebros para liberar melatonina, pero la luz de la TV, teléfonos celulares y pantallas de computadoras alteran su producción.[74] Exponerse a la luz del día en la mañana puede ayudar a mantener su ciclo del sueño por buen camino.

Melatonina

Si su dificultad para dormir se debe a una deficiencia en melatonina, intente tomar un suplemento natural que la contenga. Los estudios han encontrado que un suplemento de melatonina puede disminuir el tiempo que lleva

---

73 (s.f.). *Exercising for Better Sleep (Hacer ejercicio para dormir mejor).* Johns Hopkins Medicine. Recuperado en https://www.hopkinsmedicine.org/health/wellness-and-prevention/exercising-for-better-sleep73 Recuperado de https://www.lifeback.org/832133/vitamins-for-sleep

74 Hayes, Annie (27 de noviembre de 2020). *Melatonin: your guide to the sleep hormone. The way this 'sleep' hormone acts on your body is complex, and begins in the brain (Melatonina: tu guía sobre la hormona del sueño. La forma en que esta hormona del sueño actúa en su cuerpo es compleja y comienza en el cerebro).* Netdoctor. Recuperado de.https://www.netdoctor.co.uk/healthy-living/wellbeing/a34768876/melatonin

75 Van de Walle et al. (13 de junio de 2023). *What Does Melatonin Do, and How Does It Work? (¿Qué hace la melatonina y cómo funciona?).* Healthline. Recuperado de https://www.healthline.com/nutrition/melatonin-and-sleep

quedarse dormido, alarga el tiempo de sueño y mejora la calidad del sueño.[75] La melatonina puede tomarse en dosis de entre 0.5 a 10 mg por día. Inicien con una dosis baja e incremente, según se necesite. Es mejor tomar melatonina media hora o una hora antes de ir a dormir. La melatonina también funciona bien en trastornos temporales del sueño y en trabajos por turnos.

Tiempo en la pantalla

Eviten tiempo frente a la pantalla una hora antes de ir a dormir. La luz de las pantallas, incluyendo el teléfono celular, puede afectar el ritmo circadiano de su cuerpo. Esa luz hace que su cerebro piense que todavía es de día y, por lo tanto, el cerebro no libera melatonina. Lo mejor que pueden hacer antes de ir a dormir es evitar ver televisión, computadoras, celulares, videojuegos, dispositivos Kindle o Ipad o cualquier otro con este tipo de luz artificial.

Si ninguna de estas ideas funciona para ustedes y quedarse dormidos continúa siendo un problema, platiquen con su doctor y analicen la posibilidad de hacer un estudio del sueño para determinar qué está causando estos problemas del sueño. Dormir bien es un factor principal para reducir una amígdala hiperactiva.

Práctica

Si ustedes batallan para dormir, escriban cuáles tips intentarán en primero, en segundo y en tercer lugar. Enseguida, comprométanse a intentar el número uno en los siguientes dos días.

Preguntas:

1. ¿Qué malos hábitos podrían tener que estarían afectando su sueño?

_____

_____

_____

2. ¿Cuántas horas duermen por la noche? ¿Se sienten descansados cuando despiertan? Si no es así, ¿cuáles de las actividades anteriormente señaladas han intentado?

_____

_____

_____

Capítulo 16.
Estableciendo nuevos hábitos

"Sembramos un pensamiento y cosechamos una acción;
sembramos una acción y cosechamos un hábito;
sembramos un hábito y cosechamos un carácter;
sembramos un carácter y cosechamos un destino".
— Ralph Waldo Emerson

Hemos discutido muchas formas en las que podemos llevar cautivos nuestros pensamientos para reducir la ansiedad. Como mencioné en la Introducción, para que un cambio ocurra, debemos actuar. Debemos seguir con lo que hemos aprendido. Algunos de nosotros hemos batallado para hacer lo que sabemos que es bueno. Todos sabemos que es de sabios comer saludable y que hacer ejercicio conservará nuestros cuerpos y mentes más fuertes. A pesar de todo, la mayoría de los norteamericanos no hacen estas cosas con regularidad. Entonces, ¿por qué la mayoría de nosotros no seguimos hábitos saludables? ¿Podría ser pensamiento distorsionado? Quizá piensen que no valen la pena o que no tienen tiempo. Pero sí valen la pena, y su salud tanto física y mental requiere atención. ¿Acaso falta disciplina en sus vidas? ¿Cómo contestarían la pregunta? Cualquiera que sea la razón, veamos formas de añadir hábitos positivos a nuestra rutina diaria, para disminuir nuestra ansiedad y mantenernos más sanos mental, física y espiritualmente.

Para empezar, es primordial no añadir todos estos ejercicios a la vez. Eso no es realista y los dejará con un sentimiento de desánimo. Tomen una o dos ideas y empiecen a implementarlas. Recomiendo que tomen un versículo de la Biblia que haya tocado su corazón y mediten en él por una semana. Practiquen respiración profunda durante el día. Si no se ejercitan todavía con regularidad, vayan a caminar con un amigo. Puede que añadan más vegetales a su cena un par de noches. Sigan sumando otras técnicas que les parezcan buenas.

La siguiente semana, inicien un diario de gratitud. Luego de haber elegido algunas técnicas de relajación que les resulten buenas, ponderen cuáles pueden ser una o dos creencias principales. Presten atención a pensamientos automáticos que les generan ansiedad. Analicen algunas de las prácticas cognitivo-conductuales y tomen nota. Si es posible, encuentren un amigo de confianza para que los acompañe a lo largo de estas técnicas. Tal vez conozcan a alguien que batalle con la ansiedad también.

Eric Greitens escribió esto, respecto a implementar hábitos: "Cuando un hábito está tan arraigado, que las acciones empiezan a fluir sin que haya un esfuerzo o pensamiento consciente, entonces ha cambiado su carácter. Si somos intencionales acerca de lo que hacemos de manera repetida, podemos practicar lo que queremos ser". Igualmente, dijo: "Recuerden que decidir no es hacer, y querer no es elegir. La transformación no sucederá por lo que ustedes decidan o quieran, sino por lo que deciden hacer".[76] La clave para desarrollar nuevos hábitos es la repetición, no la perfección. Lo que hacemos de manera repetida se convierte en automático en un hábito. Desarrollar hábitos de pensamientos positivos es la manera en que formulamos pensamientos automáticos.

Recuerden que, mientras más respondamos a pensamientos con ansiedad, ésta se arraigará más profundamente en nuestro cerebro, lo que desarrolla hábitos dañinos de pensamiento. Podemos utilizar esta técnica de cableo para nuestro beneficio con patrones positivos de pensamiento. Podemos hacer nuevas neurovías al seguir de manera intencionada y repetida el consejo del apóstol Pablo: "Todo lo verdadero, todo lo que es digno de respeto, todo lo recto, todo lo puro, todo lo agradable, todo lo que tiene buena fama. Piensen en toda clase de virtudes, en todo lo que merezca alabanza (Filipenses, 4. 8)".

---

[76] Greitens, Eric, *Resilience: Hard-Won Wisdom for Lliving a Better Life (Resiliencia: sabiduría que se obtiene difícilmente, para vivir mejor),* First Mariner Books, New York, NY, 2015, 320 pp.

El cambio ocurre por la práctica intencional y la repetición. Permítanme decirlo de nuevo: "El cambio se presenta por la práctica *intencional* y la repetición". La práctica deliberada significa hacer algo a propósito. Anotarlo en su agenda, escribirlo en su calendario. Sólo háganlo.

Tengo una foto de mi hijo Drew cuando tenía, quizá dieciocho meses de edad. Él estaba subiendo hacia la despensa, vestía una camiseta blanca que decía "sólo hazlo". Sus pies estaban en la tercera repisa, y sus manos estaban alcanzando la repisa más alta, buscaba algo —probablemente galletas—. Era una escena atemorizante, él era tan pequeño y estaba tan alto del piso. La foto me recuerda que debo actuar, aunque sea un poco atemorizante, lleve tiempo o ni siquiera quiera hacerlo. La repetición significa hacerlo una y otra vez. No logramos la excelencia sin repetición. Nada que valga la pena llega fácilmente. Recuerden que nuestros vasos se llenan gota a gota, así que empecemos el proceso una hora, un día a la vez.

Mi deseo original al escribir este libro era hacer un estudio de la Biblia, porque pasar por estos ejercicios en un grupo establecido ofrece la oportunidad de sentir responsabilidad. Es más fácil compartir nuestras historias con otros. Los animo a no ir solos, hasta donde sea posible. Si creen que no tienen a alguien con quien comunicarse y que sea responsable, está bien. Hagan el trabajo. Escriban su historia. Hagan un diario de todas las actividades que completen. Establezcan metas, dense una palmadita en su espalda cuando las alcancen. Son hijos de Dios y valen la pena.

A continuación, unas sugerencias para construir nuevos hábitos:

- Elijan uno o dos hábitos a la vez.
- Sean conscientes del porqué están haciendo los cambios que quieren hacer. Ustedes valen la pena. Han decidido que quieren controlar sus pensamientos para reducir la ansiedad.
- Utilicen recordatorios. Separen un tiempo cada día para practicar una técnica o trabajar en un ejercicio. Establezcan la alarma en su teléfono. Tengo una aplicación en mi teléfono que me recuerda tomar respiraciones profundas.
- Gratifíquense. Quizá no con un pastel de chocolate, sino con una caminata en la playa o algo más que disfruten.

- Sean responsables, lo más que puedan.
- Cuando tropiecen, perdónense, sean conscientes de que mañana será otro día.
- Sean pacientes. Con el tiempo, en la medida en que tomamos estas opciones diarias, nos sentiremos menos ansiosos. Estar más saludables física, emocional y espiritualmente es un proceso de toda la vida.

A medida que practiquen los diferentes ejercicios que se han discutido en este libro, agradézcanse por estar desarrollando nuevos hábitos. Lleva tiempo crear nuevos patrones. Me encanta la analogía que James Clear utiliza en su libro, *Hábitos atómicos: un método sencillo y comprobado para desarrollar buenos hábitos y eliminar los malos.* Él pide al lector que se imagine que está viendo un cubo de hielo en la mesa en un cuarto con una temperatura de veinticinco grados. Muy lentamente, el cuarto empieza a aumentar la temperatura a 26 grados. Enseguida 27, 28... El cubo de hielo no se ha movido. Está firme como una roca. De pronto son 29 grados. Enseguida 30, 31... todavía nada. De repente el cuarto está a 32 grados. El hielo empieza a derretirse. Un cambio de -1 grado cambia todo.[77] Aun cuando no vean un cambio significativo, sigan adelante. El cambio sucederá. Recuerden, muchos de ustedes han estado experimentando ansiedad por mucho tiempo. Se ha convertido en algo usual. Sigan trabajando en su proceso de sanidad. No se den por vencidos. ¡Ustedes lo valen!

Los hábitos positivos y las mentes renovadas son una necesidad para las vidas que avanzan en la victoria.[78] Podemos tener la victoria sobre la ansiedad.

> *"El viaje de mil millas comienza con un paso".*
> — Lao Tzu

---

77 Clear, James, *Atomic Habits: An Easy & Provent Way To Build Good Habits & Break Bad Ones (Hábitos atómicos: un método sencillo y comprobado para desarrollar buenos hábitos y eliminar los malos)*, Avery, New York, NY, 2018, 320 pp.

78 Moore, Beth, *Breaking Free: Discover the Victory of Total Surrender (Liberándose: descubre la victoria de la rendición total)*, B&H Publishing, Nashville, TN, 2007, 304 pp.

Práctica:

Escriban dos o tres ejercicios del libro Victoria sobre la ansiedad que quieran convertirlos en hábito.

Preguntas:

1. ¿Cuál es el aspecto más desafiante de crear un nuevo hábito? ¿Qué obstáculos les impedirían continuar con los hábitos saludables que quiere establecer en su vida cotidiana?

___

___

___

2. ¿Qué hábito(s) dañino(s) necesitan eliminar? ¿Qué obstáculos podrían presentarse para hacer más desafiante la expulsión de éstos?

___

___

___

Capítulo 17.
¿Qué dice Dios sobre la ansiedad?

"¡No tengan miedo!".
— Jesús

Tan pronto como la comida terminó, Jesús insistió en que los discípulos entraran al bote para ir a la otra orilla del lago, mientras él despedía a la gente. Después de que la multitud se dispersó, él subió a la montaña para estar solo y orar. Se quedó ahí solo, hasta tarde en la noche.

Los discípulos en su bote estaban lejos del mar cuando un viento fuerte se levantó, y fueron llevados por las olas.

Cerca de las cuatro de la mañana, Jesús venía hacia ellos, caminando sobre el agua. Ellos estaban muertos de miedo.

"¡Un fantasma!", gritaron llenos de terror.

Rápidamente Jesús los confortó: "Tengan ánimo. Soy yo. No tengan miedo".

Pedro, muy valiente le respondió: "Maestro, si eres tú de verdad, manda que vaya a ti, sobre las aguas".

"Ven," le dijo Jesús.

Pedro saltó del bote y caminó sobre las aguas hacia Jesús. Cuando vio que las olas se agitaban sobre sus pies, le dio miedo y se empezó a hundir. "Maestro, ¡sálvame!".

De inmediato, Jesús lo alcanzó y lo tomó de su mano. "Hombre de poca fe, ¿por qué dudaste?".

Los dos subieron al bote, y el viento se detuvo. Los discípulos en el bote habían visto todo lo que había sucedido. Totalmente maravillados y reverentes expresaron: "Sin duda alguna, tú eres el Hijo de Dios" (Mateo, 14. 22-33, paráfrasis de la autora).

La Biblia menciona el término ansiedad o temor más de 300 veces. Uno de los mandamientos que Jesús repite con más frecuencia es "no tengan miedo". El menciona esta frase setenta veces en la Nueva Versión Internacional. ¿Por qué creen que Jesús menciona el temor tantas veces? ¿Podría ser porque Él sabe cuánto batallamos con la ansiedad?

A continuación, una buena cantidad de versículos que mencionan la ansiedad y el temor:

- "La angustia abate el corazón del hombre, pero una palabra amable lo alegra" (Proverbios, 12. 25). Este versículo nos proporciona un hecho sobre la ansiedad. Nos abate. Todos necesitamos recordar cuánta verdad hay en esto.
- "La paz les dejo; mi paz les doy. Yo no se la doy a ustedes como la da el mundo. No se angustien ni se acobarden" (Juan, 14. 27). Esto lo escuchamos directamente de Jesús. Como verán en Filipenses, 4. 6, Dios habla acerca de la ansiedad y de la paz en el mismo versículo. De manera compasiva Él quiere que tengamos paz, no ansiedad. No nos está condenando, sino que desea buenas cosas para nosotros.
- Pero Jesús se acercó a ellos y los tocó. "Levántense", dijo. No tengan miedo (Mateo, 17.7). Aquí Jesús está respondiendo a los discípulos que están arrodillados, porque estaban aterrados, después de oír la voz audible de Dios. De manera amorosa, Jesús los toca y les dice: "No tengan miedo". Por supuesto que ya estaban temerosos, y volverían a estar así, pero Jesús les asegura que no *necesitan* tener miedo porque Él está con ellos.
- "Así que no temas, porque yo estoy contigo; no te angusties, porque yo soy tu Dios. Te fortaleceré y te ayudaré; te sostendré con la diestra de mi justicia" (Isaías, 41. 10). Este versículo era el favorito de mi hijo, le daba paz conocer las promesas de Dios. Él está con nosotros: es nuestro Dios, nos fortalecerá, nos ayudará, nos sostendrá. Oh, la fe de un niño.

- "No se preocupen por nada, más bien, en toda ocasión, con oración y ruego, presenten sus peticiones a Dios y denle gracias" (Filipenses, 4. 6). Este y los siguientes versículos valen una discusión posterior. Dios nos dice: "No estén ansiosos", pero al mismo tiempo nos orienta sobre qué hacer cuando estemos temerosos.

Lean el siguiente pasaje y mediten en lo que Dios está diciéndoles.

"No se preocupen por nada; más bien, en toda ocasión, con oración y ruego, presenten sus peticiones a Dios y denle gracias. Y la paz de Dios, que sobrepasa todo entendimiento, cuidará sus corazones y sus pensamientos en Cristo Jesús. Por último, hermanos, consideren bien todo lo verdadero, todo lo respetable, todo lo justo, todo lo puro, todo lo amable, todo lo digno de admiración, en fin, todo lo que sea excelente o merezca elogio. Pongan en práctica lo que de mí han aprendido, recibido y oído, además de lo que han visto en mí y el Dios de paz estará con ustedes" (Filipenses, 4. 6-9).

El versículo seis nos dice que no estemos ansiosos por nada. A la luz de lo que Dios es y quienes somos nosotros, sus hijos, no hay nada por lo que necesitamos estar ansiosos. En toda "oración y ruego con acción de gracias" podemos presentar nuestras peticiones a Dios. Él quiere que vayamos a Él con nuestras preocupaciones, sin importar cuáles son. Haciendo esto, tendremos la paz de Dios que va más allá de lo que nuestra ansiedad nos está diciendo. Esta paz guardará nuestros corazones y mentes.

Oh, cómo necesitamos que Jesús guarde nuestros corazones y mentes. La paz de Dios es más de lo que la mente humana puede entender. Es posible que no entendamos, pero podemos experimentar la paz de Dios, si le permitimos que aumente nuestra confianza de que Él nos protege. Si sabemos que pasaremos la eternidad con Dios, ni siquiera tenemos que temer a la muerte.

Necesitamos enfocar nuestros pensamientos en las cosas santas, amables y dignas de alabanza. A medida que lo hagamos, el versículo nueve dice: "El Dios de paz estará con nosotros". Dios siempre está con nosotros. Podemos aprender a hacer esto y llevar cautivos nuestros pensamientos ansiosos, y pensar las cosas santas.

Se nos dice que renovemos nuestras mentes. "Por lo tanto, hermanos, tomando en cuenta la misericordia de Dios, ruego que cada uno de ustedes, en adoración espiritual, ofrezca su cuerpo como sacrificio vivo, santo y agradable a Dios. No se amolden al mundo actual, sino sean transformados *mediante la renovación de su mente*. Así podrán comprobar cómo es la voluntad de Dios: buena, agradable y perfecta" (Romanos, 12. 1-2 *énfasis añadido*).

Podemos adorar de manera adecuada a nuestro Padre sacrificando nuestros cuerpos. Hacemos esto cuando no nos conformamos con este mundo, sino permitiendo a Dios que nos transforme por la renovación de nuestras mentes. Entonces conoceremos cuál es la voluntad perfecta de Dios, para nosotros. ¿No es increíblemente emocionante?

Jesús entiende y tiene compasión cuando experimentamos ansiedad.

Un día, Jesús y sus discípulos fueron otra vez al mar. De pronto, se presentó una furiosa tormenta, y las olas estaban a punto de hacer naufragar el bote. Sin embargo, Jesús estaba durmiendo. Los discípulos lo despertaron y expresaron: "Señor, ¡ayuda!, que nos hundimos". Estaban atemorizados porque la situación era realmente seria. Pero Jesús no tenía miedo. "Hombres de poca fe", contestó. "¿Por qué tienen miedo?", cuestionó. El reprendió al viento y a las olas, y todo se calmó. Los discípulos estaban maravillados. "¿Qué clase de hombre es?", dijeron. Hasta el viento y las olas lo obedecen (Mateo, 8. 23-27, paráfrasis de la autora).

Los discípulos estaban muertos de miedo. Mientras caminaban con Jesús, aun así experimentaron temor y ansiedad. Así que es comprensible que, aunque Jesús está siempre con nosotros, también experimentemos ansiedad.

Una de las partes interesantes de esta historia es la palabra griega *seísmos*, la cual Mateo utiliza para describir la tormenta. Mateo utiliza esta palabra sólo otras dos veces en las Escrituras, una vez cuando Jesús murió y otra vez en su resurrección. "Al momento la cortina del templo se rompió en dos, de arriba abajo. La tierra tembló (*seísmos*) y las rocas se partieron" (Mateo, 27. 51). "Hubo un violento temblor (*seísmos*), porque un ángel del Señor bajó del cielo y se acercó al sepulcro, quitó la piedra y se sentó sobre ella" (Mateo, 28. 2). Así que Mateo habló a detalle sobre el poder de la tormenta en el capítulo ocho utilizando el mismo término que usó para describir un temblor de tierra en la muerte y resurrección de Jesús. Ésa es una tormenta poderosa.

¿Notaron algo poco usual en esta historia? Jesús estaba durmiendo durante una poderosa tormenta. ¿Alguna vez han sentido como que Jesús está durmiendo mientras ustedes atraviesan una situación desafiante? Yo sí. En modo de pánico total, los discípulos despertaron a Jesús gritando que estaban a punto de ahogarse. Cuando esa historia se describe en Marcos, 4. 38, los discípulos están cuestionando su amor por ellos. Yo he hecho esto también. ¿Cómo responde Jesús a su preocupación? "Hombres de poca fe. ¿Por qué tienen miedo?". Ésta era una tormenta violenta y, sin embargo, Jesús les dice "¿por qué tienen miedo?". Él puede preguntar esto porque sabe que la tormenta no es gran cosa. En cada tormenta de nuestras vidas, no tenemos que estar temerosos si sabemos que Jesús está en control. Estaremos bien. Incluso, si tuviéramos que morir, estaríamos en el cielo y nunca querríamos volver a la tierra. Cuando tenemos miedo como los discípulos, nos falta la fe en la habilidad de Dios para responder a nuestra tormenta. A menudo olvidamos que Él tiene grandes planes para nuestras vidas.

Los grandes hombres y mujeres de la Biblia experimentaron temor. Esto empezó con Adán y Eva. Ellos caminaban y hablaban con el Padre, pero experimentaron temor y vergüenza después de pecar (Génesis, 3. 10).

Abraham experimentó ansiedad muchas veces, y Dios lo consideró un hombre de gran fe. (Hebreos, 11. 8). Abraham huyó a Egipto por temor a la hambruna (Génesis, 12. 10) y entonces les tuvo miedo a los egipcios porque su esposa Saraí (Sara) era hermosa. Pensó que lo matarían y la tomarían para ellos (Génesis, 12. 11-20). Abraham mostró la misma ansiedad en Génesis, 20, cuando le dijo al rey Abimelec que Sara era su hermana.

Elías, el sorprendente profeta de Dios, le tuvo miedo a Jezabel (1 Reyes, 19).

La reina Ester tuvo miedo de acercarse a su esposo, el rey, para salvar a su gente de la destrucción (Ester, 4).

El rey David, un hombre conforme al corazón de Dios, a menudo tuvo miedo. En Salmos, 55. 5 dice: "El temor y el temblor me dominan, el pánico se apodera de mí". Después de ver el poder de Dios en su vida muchas veces, aún temblaba de miedo.

María, la madre de Jesús, tuvo miedo cuando el ángel vino a decirle el plan de Dios. (Lucas, 1. 29).

Todos los discípulos abandonaron a Jesús muertos de miedo. Pedro, muerto de miedo, negó a Jesús tres veces (Juan, 18. 17, 25, 27).

Aquí no hay condenación. No hay juicio. He sido creyente por más de treinta y cinco años y psicóloga por más de veinticinco años, y batallo con la ansiedad. Todavía, a menudo, pienso en cosas que *no* son muy puras, *ni* amables, *ni* agradables, *ni* dignas de alabanza. El que leamos la palabra de Dios no significa que automáticamente haremos lo que ésta dice. Me gustaría que fuera así de fácil. Aún el apóstol Pablo dijo "no hago lo que quiero, sino lo que aborrezco, eso hago" (Romanos, 7. 15).

La palabra de Dios sana. Cuando lo permitimos, Dios usa su Espíritu para trabajar en nuestros corazones y mentes a través de su Palabra para hacer cambios en nosotros. Hay esperanza para nosotros en Cristo Jesús.

Mi oración por ustedes es la misma oración que el apóstol Pablo tenía para los Tesalonicenses: "Que el Señor de paz les conceda su paz siempre y en todas las circunstancias. El Señor sea con todos ustedes" (2 Tesalonicenses, 3. 16).

Práctica:

Mediten por unos minutos en alguno de los versículos de las Escrituras que hemos discutido en este capítulo. Pregúntense estas tres interrogantes: ¿Qué está diciendo Dios en este versículo? ¿Qué está diciendo Dios acerca de sí mismo en este versículo? ¿Qué puede estar diciéndome a mí?

Preguntas:

1. ¿Captó su atención alguno de los versículos en este capítulo? ¿Qué pensamientos surgieron en su mente cuando los leyeron? ¿Experimentaron algún sentimiento de vergüenza o condenación mientras los leían? Escriban sus pensamientos y sentimientos, y compártanlos con Dios. Él quiere escucharlos y arreglar todo lo que le presenten.

_____

_____

_____

2. ¿Los animaron todos los hombres y mujeres de Dios en la Biblia que experimentaron temor y ansiedad? ¿Qué pensamientos vinieron a su mente cuando leyeron de ellos?

_____

_____

_____

Sincero agradecimiento

Tengo un maravilloso grupo de personas en mi vida. Primero, quiero agradecer a Patrick, mi esposo. Tú has sido un apoyo increíble para mí, mediante nuestro matrimonio. Si no fuera por tu apoyo durante mi programa de doctorado, nunca lo habría terminado. Tú me apoyaste asumiendo el rol como mamá en casa, y ahora que escribo, eres mi abogado número uno cuando escribo, enseño y hago lo que amo.

Enseguida, quiero agradecer a mis muchachos. J. P. y Drew, me encanta ser su mamá. Ha sido tan divertido criarlos. Se han convertido en jóvenes maravillosos. Gracias por todo su apoyo a través de los años y por proveerme de tantas historias geniales.

A mis padres, John y Sandie Drew: me duele tanto que mi papá no tuvo oportunidad de ver la publicación del libro *Victoria sobre la ansiedad: controle sus pensamientos ansiosos*, pero sé que está muy orgulloso. Mamá, tú has sido mi inspiración. Me has mostrado como ser amada y como amar. Soy la mujer que ahora soy, por tu amor y ánimo.

A mis hermanos, Tina, David y Darren: cómo nos hemos divertido con el proceso del crecimiento, incluso con los desafíos que hemos enfrentado. Soy más que bendecida al tener tres hermanos con quienes amo pasar mi tiempo. Tina, no te elegí como hermana, pero sí como mi amiga más querida. Me encantan nuestras escaladas frecuentes y todos los recuerdos que hemos acumulado al pasear en bicicleta, miles de millas a través de los años.

Siempre digo que estar en comunidad es lo más importante que podemos hacer para nuestra salud mental. A mis mejores amigas del Grupo de Rendición de Cuentas de los martes (TAG, por sus siglas en inglés): Brooke, Susie y Betty. Estoy tan agradecida de compartir la vida con ustedes. Cuando Dios dice: "Como el hierro se afila con el hierro, así un amigo se afila con su amigo" (Proverbios 27:17), él las tenía en mente. Ustedes tres me han afilado y ayudado a convertirme en una mujer de Dios. Gracias por amarme en mis tiempos más oscuros y celebrar conmigo mis momentos más felices.

A mi grupo de escritores, Nancy A., Tonya, Nancy K., Julie y Cindy: gracias por animarme en mi escritura. Cuando quería detenerme, ustedes me animaron a seguir. Nancy A., gracias por tu apoyo en mis esfuerzos de enseñanza. Has sido un gran apoyo para mí. Tonya, gracias por toda tu sabiduría y amabilidad. Siempre dispuesta a ayudarme y animarme. Nancy K., has sido un excelente ejemplo para mí. Tu amor por Dios es evidente en todo lo que haces. Julie, tú das los mejores abrazos de todos y tu creatividad me inspira. Cindy, tu diligencia en la escritura me ha motivado.

A mi editor Frank Ball: sé que este proyecto fue mucho trabajo. Mis regalos son animar a otros, enseñar a las personas cómo reducir la ansiedad y unas cuantas cosas más, pero la puntuación no es una de ellas. Gracias por las horas que pasaste corrigiendo mis errores y ayudándome a entender mi punto de vista.

Gracias a algunos amigos que han caminado conmigo a través de los años y han compartido la vida conmigo. Kamii, hemos sido buenas amigas desde cuarto grado. Tenemos tantos hermosos recuerdos juntas. Siempre que pienso en ti, sonrío. Jodi, me ayudaste a cambiar la trayectoria de mi vida, al ayudarme a desarrollar la atleta que hay en mí. Eres un amigo confiable. Camden, me enseñaste a compartir mi corazón con otro humano. Gracias por ese regalo y toda la alegría que hemos compartido a través de los años.

Gracias, Brooke. Has sido una amiga tan querida. Somos como dos gotas de agua y estoy tan agradecida por nuestra amistad.

A las damas de mi estudio de la Biblia, cómo nos hemos divertido estudiando la palabra de Dios juntas y orando unas por otras. Gracias a mi familia de la fe en Calvary Church, en Santa Ana. Han sido un gran apoyo para mi familia y para mí.

Finalmente, pero no menos importante, gracias Jesús, por tu amor y tu gracia. Tú eres mi roca.

ACERCA DE LA AUTORA

La Dra. Andrea Ganahl es psicóloga clínica autorizada que se ha especializado en la ansiedad. Ella da clases en cómo reducir la ansiedad en las iglesias, en grupos de mujeres y en universidades. Andrea ha escrito artículos para la revista Enfoque a la Familia.

Andrea y Patrick, su esposo, viven en el Sur de California con Mollie, su perro labrador chocolate, y tienen dos hijos adultos.

Pueden encontrarla en
Instagram.com/VictoryOverAnxiety,
Facebook.com/Dr. AndreaGanahl
o en su sitio web en **AndreaGanahl.com**.